代替療術

# ハロゲンライトで
# お腹を温める健康法

兼松雅範

郁朋社

## まえがき

　なぜ、これほどまでに、人類は、病気で苦しまなければならないのですか。私たちは、普段、内臓の働きが良いときは、60兆個の細胞が健康に生きられます。しかし、内臓の働きが弱まれば、60兆個の細胞が健康に生きられなくなります。ここに、病気が起こってきます。病気を癒す方法は、簡単です。内臓の働きを良くすれば、病気は和らいできます。車でも、エンジンの強い車は、故障しません。エンジンの弱い車は、少し無理をすると、すぐに故障します。これと同じです。内臓は、エンジンです。この内臓の働きを良くするのです。そのために、私は2個のハロゲンライトを使って、お腹の左右からお腹を温めます。この方法で、お腹は、40℃以上の高温に長時間保たれ、全ての病気が和らいできます。毎朝1時間お腹を温めていれば、病気をしなくなります。

　私は、この事実を発見しました。この事実を使えば、全ての病気を癒すことができます。私は、病気を和らげる方法を知ってしまったのです。

　　　　　　　　　　　　　　　平成27年8月　　　兼松雅範

# 【目次】

まえがき……………………………………………………… 1

## 理論編

1 お腹に高熱を無限に注入する ………………………… 6
2 お腹の深部を温める原理 ……………………………… 9
3 免疫系を強くする ……………………………………… 11
4 細菌やウイルスを弱める ……………………………… 14
5 膿んだ傷や水虫を癒す ………………………………… 17
  5・1 膿んだ傷を癒す …………………………… 17
  5・2 水虫を癒す ………………………………… 18
6 病気になりにくい世界を作る ………………………… 20
7 病気を癒す方法 ………………………………………… 23

## 応用編

8 がんを癒す ……………………………………………… 28
9 エイズを癒す …………………………………………… 32
10 リュウマチを癒す ……………………………………… 35
11 不老長寿の薬 …………………………………………… 37

## 実践編

12 内臓の働きを良くする ………………………………… 42
13 下痢を癒す ……………………………………………… 46
14 風邪の特効薬 …………………………………………… 48
15 腰痛を癒す ……………………………………………… 52

| | | |
|---|---|---|
| 16 | 湿疹を癒す …………………………………………………… | 53 |
| | 16・1　わき腹の湿疹を癒す ……………………………… | 54 |
| | 16・2　足の湿疹を癒す …………………………………… | 55 |
| | 16・3　小型のハロゲンライト …………………………… | 56 |
| 17 | おでき、いぼ、打撲を癒す ………………………………… | 57 |
| | 17・1　おできを癒す ……………………………………… | 57 |
| | 17・2　いぼを癒す ………………………………………… | 58 |
| | 17・3　打撲を癒す ………………………………………… | 58 |
| 18 | 目や鼻の病気を癒す ………………………………………… | 59 |
| 19 | 高血圧症、低血圧症を癒す ………………………………… | 61 |
| | 19・1　血圧を下げる効果が期待 ………………………… | 61 |
| | 19・2　血圧を上げる効果が期待 ………………………… | 61 |
| 20 | 認知症を癒す ………………………………………………… | 63 |
| 21 | 水疱瘡を癒す ………………………………………………… | 65 |
| 22 | 孫の病気を癒す ……………………………………………… | 68 |
| 23 | 生活習慣病を癒す …………………………………………… | 71 |
| 24 | 花粉症を癒す ………………………………………………… | 74 |
| 25 | 冷え、不眠症を癒す ………………………………………… | 76 |
| 26 | 妊娠中や産後にお腹を温める ……………………………… | 79 |
| 27 | 乳児の湿疹を癒す …………………………………………… | 82 |

| | |
|---|---|
| あとがき ……………………………………………………………… | 86 |
| 参考資料1（快適な温度でお腹を温められるようにする）………… | 88 |
| 参考資料2（顔を温める器具）……………………………………… | 89 |

装丁／宮田 麻希

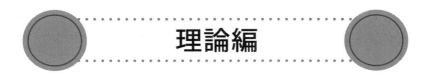

理論編

# 1　お腹に高熱を無限に注入する

　ハロゲンライトからは、膨大な高熱が無限に出てきます。この高熱をお腹に注入します。私は、2個の300Wのハロゲンライトを使い、熱い光線をおへそに集中的に当てます。お腹は、シャツの上に黒いタオルを載せ、この上から光線を当てます。この方法で、お腹を温めてきました。快適な温度でお腹を温められるようにするために、私は、ハロゲンライトの高さと、黒いタオルの厚さと、ハロゲンライトにかかる電圧の三種類を変えて、お腹を快適な温度で温められるようにしました。電圧を下げる器具は、スピードコントローラーを使います。スピードコントローラーの出力部分に、2個の500Wのハロゲンライトをつなぎます。さらに、ハロゲンライトの高さが最適となるように、L字型の金具、長径14cm、短径3.5cmの金具で、ハロゲンライトと木箱を固定します。スピードコントローラーのダイヤルは、HIGH（高）にします。黒いバスマットを2枚用意し、2枚を重ねて、パジャマの上に載せます。（1枚を二つ折りにしてお腹に載せる、この方法でもよい。）お腹が熱ければダイヤルをLOW（低）の方に回します。この方法で、快適な温度にしてお腹を温められるようにします。従来の温灸器は、熱伝導でお腹を温める方式で、一度もぐさに火がつくと、熱さを制御できなくなります。ところが、ハロゲンライトは、熱放射でお腹を温める方式なので、熱源とお腹が離れているし、熱源とお腹の距離を変えたり、電圧を変えたりすれば、快適な温度でお腹を温められます。スピードコントローラーについては、P88の参考資料1を参照します。
　ハロゲンライトを載せる台は、A4サイズの紙を入れる木箱とし

て市販されていたものを使いましたが、木箱が手に入らないときは、自作します。高さ23.5cm、横33.0cm、奥行き19.0cmの箱を自作します。ハロゲンライトと木箱を固定します。ハロゲンライトと木箱を固定する方法は、下の写真のように、L字型の金具、長径14cm、短径3.5cmを使います。この方法を使えば、どこのメーカーのハロゲンライトでも結合できます。お腹の温め方は、P8の写真を参照します。

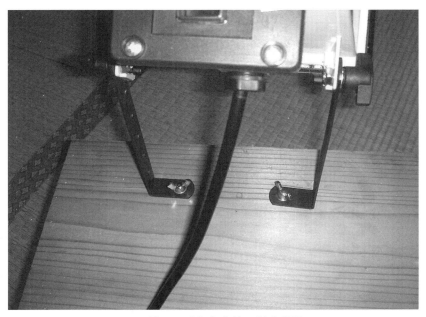

ハロゲンライトと木箱の結合部分

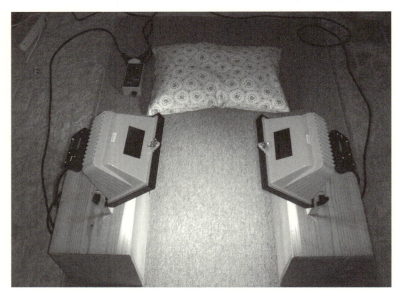

お腹を温める器具

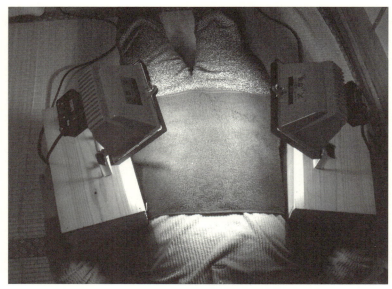

2個のハロゲンライトでお腹を温める

## 2　お腹の深部を温める原理

　1が2になるお腹の温め方です。普通は、1は1です。このお腹の温め方は、1が2になるお腹の温め方です。どうしてなのか。その理由を知って欲しいのです。

　なぜ、お腹をハロゲンライトから出る熱い光線で温めるのですか。高熱を出せば、病気を癒すことができます。人為的に高熱を出したと同じ効果を作り出すために、ハロゲンライトから出る熱い光線でお腹を温め、お腹を40℃以上の高温に長時間保ちます。この方法で、高熱を出したときと同じ効果を作り出せます。

　私のお腹を温める方法は、普通のお腹を温める方法とは違います。2個の熱源を使います。2個の熱源を使うと、左右の熱のぶつかる交点に2倍の熱が届くので、左右の熱のぶつかる交点が、お腹の深部に来るようにすれば、お腹の表面の2倍の熱で、お腹の深部が温まります。この原理で、お腹の深部を温められます。実際にお腹を温めてみると、お腹の深部に熱い塊があるのが、感じられます。1個のハロゲンライトを消すと、お腹の中の熱い塊は消えます。必ず、2個のハロゲンライトを使い、お腹を温めます。温めると、組織が少し膨張し、今まで圧迫されていた多数の毛細血管が出現しやすくなります。温めれば、今まで流れていなかった多くの毛細血管に、血液が流れやすくなります。血液中の酸素や栄養素が、毛細血管の壁から、外に出て行き、組織の細胞に、酸素と栄養素を送り届けます。反対に、組織の細胞から出された、二酸化炭素と不要物が、薄い毛細血管の壁から、血液中に入り、取り除かれます。40℃以上の高温、これは体の耐えられる最高の高温です。高温に

すれば、細胞内の物質代謝が、活発に行われ、組織の働きが良くなります。お腹の中には、内臓が入っています。お腹を温めれば、内臓の細胞の物質代謝が活発に行われ、内臓の働きが良くなります。お腹を温めれば、簡単に内臓の働きを良くすることができます。お腹の深部を1の力で温めるには、お腹の表面が、二分の一の0.5の熱ですみます。0.5（左側）＋0.5（右側）＝1.0（深部）になります。お腹の表面の負担が少なくなります。

　お腹の表面があまり熱くならずに、お腹の深部を温められます。シャツの上に、黒いタオルを載せ、この上から光線を当てるので、お腹の皮膚を傷めないで、お腹を長時間、快適な温度で温められます。今までの温灸器は、一度もぐさに火がつくと、お腹が熱かったのですが、熱源が電球なので、簡単に熱源の温度調節ができます。お腹を快適な温度で、長時間温められます。この方法で、お腹に膨大な高熱を無限に注入できます。この方法で、お腹を40℃以上の高温に長時間保てます。お腹に無限に与えた膨大な高熱、すなわちお腹に与えた40℃以上の長時間の高温が、病気を和らげることになります。

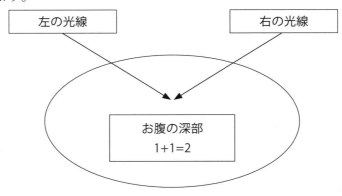

お腹の深部を温める原理

## 3　免疫系を強くする

　高熱を出すと、私たちの免疫系は、強くなります。高熱を出す、これは免疫系が判断して行うことで、好きなときに高熱を出すことはできません。体が高熱を出せないならば、私は、ハロゲンライトから出る熱い光線でお腹を温め、お腹を40℃以上の高温に長時間保ちます。この方法で、私は、高熱を出したときと同じ効果を作り出します。お腹を40℃以上の高温に長時間保てば、免疫系を良い状態にできます。私は、この方法で、免疫系を強くして、病気を和らげます。今は、免疫系を完璧にする方法がありません。そのために、強力な細菌やウイルスを殺せないし、自己の細胞からできたがん細胞を殺せません。私は、ハロゲンライトから出る熱い光線でお腹を温め、お腹を40℃以上の高温に長時間保ち、強力な細菌やウイルスを殺したり、自己の細胞からできたがん細胞を弱めたりします。

　私たちは、60兆個の細胞からできています。この60兆個の細胞を健康に生かすために、内臓が作られ、内臓が血液を作り、その血液を循環させて、60兆個の細胞を健康に生かしています。骨などなくても、血液はできます。骨は体を支える役目をします。高等な動物（鳥類、哺乳類）は、骨の中の骨髄で血液を貯蔵しています。骨髄は血液の貯蔵庫です。血液は、内臓で作られる、これが私の根底にある考え方です。世の中には、内臓で血液が作られる論理はありますが、一般的には認められていません。たとえ内臓で血液が作られることが分かっても、内臓の働きを良くする方法がなければ、良い血液は作られません。今は、内臓の働きを良くする方法があり

ません。私は、お腹を温めて病気を癒してきました。なぜお腹を温めると、病気を癒せるのか、それを考えると、お腹を温めると、内臓の働きが良くなり、熱い良い血液が作られ、免疫系の力が強まり、その血液が全身の隅々まで力強く循環するので、60兆個の細胞が健康に生きられます。このように考えるしかないのです。私は、この論理で、自分の病気を和らげてきました。強力な力を持った内臓から、強力な力を持った血液が作られます。お腹を温め、内臓の働きを良くすれば、強力な力を持った血液が作られます。

　敵が体内に侵入すると、免疫細胞は、敵にくっつき、敵かどうかを判断します。細胞の外側の細胞膜が、自己の細胞膜と違う物質であれば、敵と判断します。敵とは、細胞膜が自己の細胞膜と違う物質でできている、これが敵です。自己の細胞の遺伝子に変化が起こっても、細胞の外側の細胞膜までは変化しないので、敵と判断できないのです。そのために、免疫系は自己の細胞の細胞膜と同じ細胞膜でできたがん細胞を殺せないのです。免疫系は、自己の細胞からできた敵を殺せない欠点を持っています。これが、がん細胞を殺せない最大の理由です。がん細胞は、免疫系の力では殺せないのです。

　免疫系は、外敵が侵入すると、外敵を食い殺す、抗体を作り、抗体で外敵を封じ込めて、殺します。これ以外に、高熱を出して、外敵を弱めて、殺します。このような方法で、外敵を殺します。相手を殺す力を持った免疫系は、①強力な敵を殺せない、②自己の細胞からできた敵を殺せない、③自己の細胞を殺してしまう、この三つの欠点を持っています。これが、免疫系の持つ欠点です。これが免疫系の持つ宿命です。免疫系が三つの欠点を持っているため、治せない病気で苦しみます。これが自らの免疫系の力で全ての病気を治せない理由です。

お腹に与えた40℃以上の長時間の高温は、免疫系の欠点を緩和するので、お腹を40℃以上の高温に長時間保てば、自らの免疫系の力で病気を癒せるようになります。この方法以外に、免疫系の欠点を緩和する方法はありません。お腹に与えた40℃以上の長時間の高温は、熱に弱い敵を弱めます。敵が、自己の細胞からできた敵であっても、自己の細胞からできていない敵であっても、熱に弱い敵ならば、弱められます。敵は、みな熱に弱いので、全ての敵に対しての効果が期待できます。その上、お腹に与えた40℃以上の長時間の高温は、内臓の働きや血液の全ての成分を改善する余地があります。赤血球も、白血球も、血小板も、血漿も、全ての成分を改善する余地があるので、免疫系の力が強まります。さらに、免疫系が自己の細胞を殺してしまうような欠点もなくなります。私たちの免疫系は、完璧そうに見えても、実際には完璧ではありません。高熱を出せれば、免疫系は完璧になりますが、それをコントロールすることはできません。体が高熱を出せないならば、私は外部からの高熱でお腹を温めて、お腹を40℃以上の高温に長時間保ち、高熱を出したと同じ効果を作り出します。この方法で、常に免疫系を強くします。お腹を40℃以上の高温に長時間保てば、免疫系の欠点を全て取り除くことができます。

　ハロゲンライトから出る熱い光線でお腹を長時間温めれば、簡単にその効果が期待できるでしょう。

## 4　細菌やウイルスを弱める

　お腹に与えた40℃以上の長時間の高温を使えば、細菌やウイルスを弱める効果が期待できます。私は、お腹に与えた40℃以上の長時間の高温が、細菌やウイルスを弱める可能性があると信じています。だから、発熱したら、即刻お腹を温め続けます。私は、風邪で発熱したとき、お腹を6時間温め続けて、熱を下げました。そこまで長時間お腹を温めることが必要です。私は、この方法を信頼しています。どんな風邪の発熱でも、熱を下げられます。細菌やウイルスとの闘いは、お腹を40℃以上の高温に長時間保ち、この方法で闘うことが必要です。発熱しているときにお腹をさらに温める、これは荒療法です。でも、そうしないと、細菌やウイルスを弱めることはできません。

　私の孫のケースを紹介します。子どもの場合、発熱すれば、医者にかかり、薬を飲み、熱が引くまで待っている気持ちにはなれません。即刻お腹を温めます。子どもの場合は、6時間ぐらいがお腹を温める限界です。そこまでお腹を温めても、なお39℃近い高熱があり、さらにお腹を温めるべきかを迷いましたが、母親の希望もあり、解熱剤を使い、さらにお腹を2時間温めました。大量の汗をかき、熱が下がりました。私は、解熱剤を使うことは、あまりしたくないのですが、子どもの場合は、これ以上お腹を長時間温め続けることは、無理です。ただ、解熱剤を使うだけでなく、解熱剤を使った後、お腹を2時間温めました。この方法で、やっと熱を下げられましたが、大変な闘いでした。免疫系も、一度体温を上げてしまうと、なかなか鎮められません。たぶん夜眠れば、朝までには熱が

下がっているはずですが、そこまで待てないので、解熱剤を使いました。私自身ならば、平熱になるまでお腹を温め続けますが、子どもでは無理です。次の日は、熱も出ませんでした。そこまでしなければ、風邪のウイルスを弱められないのです。風邪のウイルスは、熱に強いウイルスだと思います。私たちの体は、免疫系の力で殺せない強力な細菌やウイルスは、高熱を出し、体温を上げ、細菌やウイルスを弱めて、免疫系の力で殺します。この方法で、強力な細菌やウイルスを殺します。私は、これと同じに、お腹を温め、お腹を40℃以上の高温に長時間保ち、強力な細菌やウイルスを弱めてしまいます。この方法は、お腹だけを温める部分加温なので、体温を上げません。高熱を出して体温を上げる方法は、全身加温です。脳を高温にします。この方法は、自分の力で安全にできる方法ではありませんが、お腹だけを温める部分加温は、体温を上げないので、脳を高温にしません。そのために、安全に自分の力で長時間お腹を温められます。私は、お腹を40℃以上の高温に長時間保ち、体内に侵入した細菌やウイルスを弱めて、免疫系の力で病気を和らげます。お腹だけの部分加温で、体内に侵入した細菌やウイルスを殺す、この方法は画期的な方法です。

　最近は、「古細菌」が、人に影響を与えていることが分かってきましたし、それ以外に、薬で殺せない細菌やウイルスにも苦しめられています。でも細菌やウイルスは、所詮変温の生物です。私たちは、36℃近い体温を持っている恒温の動物です。この二つが、40℃以上の高温の中で闘えば、恒温の動物が必ず勝ちます。このハロゲンライトから出る熱い光線でお腹を温める方法を利用すれば、どんな細菌やウイルスにも勝てます。細菌やウイルスによる病気の心配も軽減するでしょう。

私は、このハロゲンライトから出る熱い光線でお腹を温める方法があるので、個人的には細菌やウイルスの病気もあまり怖くありません。お腹に与えた40℃以上の長時間の高温は、細菌やウイルスを弱める力を持っています。発熱すれば、細菌やウイルスが体内に侵入したと判断して、熱が下がるまでお腹を温め続けます。この方法で、細菌やウイルスを弱めて、熱を下げる効果が期待できるのです。

　今まで、人類は結核菌にも、らい菌にも、ずいぶん苦しめられてきました。結核菌やらい菌は、免疫細胞が食べても、外側の脂質に富む細胞壁が消化できないのです。免疫系の細胞が食べても殺せないのです。免疫系の細胞内で、結核菌やらい菌は生き続けます。免疫細胞では、結核菌やらい菌を殺せないのです。そのために、これらの病気は、難病として、人類を苦しめたのです。どうすれば良いのか。お腹に与えた40℃以上の長時間の高温で、結核菌やらい菌を弱めてしまえば、免疫細胞の力で食い殺すことも期待できるのではないでしょうか。

　薬は、耐性を持つので、薬で細菌やウイルスを殺せなくなります。お腹に与えた40℃以上の長時間の高温は、細菌やウイルスを弱める効果が期待できます。食品では、煮沸消毒や、低温殺菌、これらの方法が行われています。細菌やウイルスは、熱に弱いのです。この弱点を攻めるのが、最適な方法と言えます。薬のように副作用の心配はありません。ここに、大きな利点があります。この方法を活用していくべきです。

## 5　膿んだ傷や水虫を癒す

### 5・1　膿んだ傷を癒す

　私は、鼻の内側の粘膜に細菌が入ったことがあります。とても痛かったので、P89 の「顔を温める器具」で、顔に熱い光線を当てました。とても痛みましたが、それを辛抱して、顔に熱い光線を当てました。この方法で、膿み始めた傷を癒せました。150W のハロゲンライトを使います。この方法は、近距離で顔を温めても、顔は低温火傷をしません。長時間顔を温めても、安全です。細菌やウイルスは、高温に弱いので、この方法は細菌やウイルスに対して効果が期待できます。痛みが取れれば、細菌が弱まったことが分かります。細菌は高温に弱いので、それを分かって、患部を高温にします。このようにして、私は、傷を和らげます。傷は自然に治っていきますが、光線を当てて温め、患部の血行を良くすると、傷跡が残りにくくなるようです。私は、顔にひどいすり傷をしたとき、必死で顔にハロゲンライトから出る熱い光線を当て、患部の血行を良くしました。そうすれば、傷跡が残らない可能性が高まると考えたからです。ひどい怪我は、お腹も温めます。お腹を温めると、免疫系の力を強められるので、膿んだりすることも少なくなるようです。

　幼い孫が怪我をしてその傷が膿んだことがありました。P56 の「小型のハロゲンライト」を使い、1 時間熱い光線を患部に当てて温めました。孫が深く眠ったときに、熱い光線を当てました。医者にもかかりましたが、内部が膿んでいるので、抗生物質を飲むしか治す方法がないのです。このときは、ハロゲンライトから出る熱い光線で患部を温め、患部を高温に保ち、足の怪我を癒しま

した(下の写真参照)。また、同じ孫が、ちんちんの先に細菌が入り、ちんちんが腫れて痛がりました。このときは、場所が場所だけに、医者にかかり、抗生物質を飲み、ちんちんの先に熱い光線を当てました。光線がしみて痛がり、乳を飲みながら泣きましたが、1時間熱い光線を当てました。翌日には、腫れも引き、痛がらなくなりました。膿んだ患部は、熱をひどく嫌います。熱がしみてとても痛みます。1回高熱を当てただけでした。

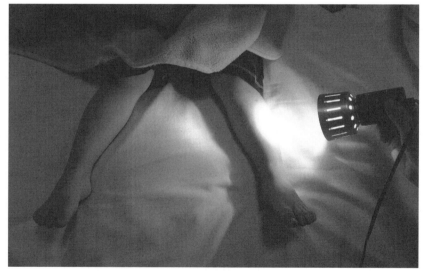

膿んだ足の怪我を癒す

## 5・2 水虫を癒す

　水虫のできている皮膚は、熱に敏感です。高熱を当てると、凄く痛みます。高熱を当てても痛まなくなったら、水虫が癒されていると判断しても良いのです。医者で診てもらうと、水虫でした。即刻、P56の「小型のハロゲンライト」を使い、患部から10cmぐらい

の近距離で、患部に熱い光線を当てました（下の写真参照）。あまり痛いときは、少し遠くから当てます。熱がしみなくなったら、癒されています。今は、紫外線を当てて、水虫を癒す療術もあるようですが、紫外線を含まないハロゲンライトから出る熱い光線でも、効果が期待できるようです。

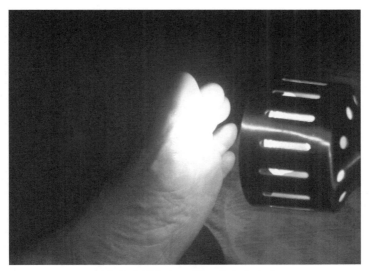

親指と人差し指の間の水虫を癒す

　私自身は、高温で水虫の菌を弱らせます。この方法は、世の中にはありません。かびや細菌やウイルスは、高温で殺します。患部に熱い光線を当てます。患部に与えた40℃以上の長時間の高温が、水虫に働きかけます。じっくり長時間、患部に高熱を与えて、高温にします。根気強く患部を温め、この方法で、水虫を癒します。

## 6　病気になりにくい世界を作る

　強力な細菌やウイルスが、体内に侵入したとき、私たちの免疫系は、体温を上げる物質を作り、その物質が体温中枢である間脳を刺激し、体温を上げ、細菌やウイルスを弱めます。この方法で、細菌やウイルスを殺します。このようにして、強力な細菌やウイルスが侵入したとき、自らの力で高熱を出し、強力な細菌やウイルスを高熱で弱めます。高熱を出せば、動けなくなります。

　一般に病気の際、体は、体内の力を使って、高熱を出しますが、私の場合、ハロゲンライトから出る熱い光線でお腹を長時間温めます。外部からの高熱でお腹を温めます。体内の力を使わずに、お腹を温められるので、体力を消耗しません。体力を消耗せずに、強力な細菌やウイルスを弱められます。この方法は、お腹だけの部分加温です。体温を上げないので、動けなくなることはありません。お腹だけの部分加温で、全身加温である体温を上げたときと同じような効果を作り出せると考えます。凄い方法です。私は、ハロゲンライトから出る膨大な高熱をお腹に無限に注入して、お腹を40℃以上の高温に長時間保ち、強力な細菌やウイルスを弱めます。この方法は、内臓の働きや血液の流れに効果をあらわし、免疫系の力を強めるので、高温で弱めた強力な細菌やウイルスを、免疫系の力で殺すことが期待できます。

　風邪で発熱したとき、私は、お腹を6時間温め続けます。この方法で、お腹を40℃以上の高温に、6時間保ち、風邪のウイルスを弱めて、風邪の熱を下げました。お腹に無限に注入した膨大な高熱は、強力な風邪のウイルスに働きかけます。

お腹に与えた40℃以上の長時間の高温は、①熱に弱い敵を弱めます、②内臓の働きや血液の流れに効果をあらわし、免疫系の力を強め、その血液を全身の隅々まで力強く循環させ、60兆個の細胞を健康に生かします。このように40℃以上の高温に長時間保ったお腹の中は、病気になりにくい世界ができています。病気になりにくい世界、そんな言葉は世の中にはありませんが、私は、40℃以上の高温に長時間保ったお腹の中は、病気になりにくい世界ができていると信じています。お腹、これは特別な場所です。お腹の中は、全ての臓器の集合体である内臓が入っています。内臓は、熱い良い血液を作り、免疫系の力を強めます。お腹を温めて、内臓の働きを良くすれば、熱い良い血液が作られ、免疫系の力が強まります。

　お腹以外、どこを、どれだけ温めても、病気になりにくい世界を作れません。お腹には、内臓が入っているので、お腹は特別な場所だと理解して欲しいのです。このような場所は、お腹以外にはありません。

　私たちは、内臓の働きが良いので、健康に生きられます。内臓の働きを良くすれば、熱い良い血液が作られ、免疫系の力が強まり、その血液が全身の隅々まで力強く循環するので、60兆個の細胞が健康に生きられます。だから、お腹を温めれば、病気が癒され、健康になれるでしょう。今は、内臓の働きを良くする方法がありません。薬では、真に内臓の力を強めることはできません。お腹をじっくり温め、熱い血液をお腹の隅々まで流せば、お腹の中に入っている内臓の働きが良くなります。この方法は、内臓の働きを良くしたり、内臓の力を強めることが期待できます。

　私は、胃腸の働きが弱かったので、もぐさを燃やした熱でお腹を温める温灸器を使って、お腹を温め、胃腸の働きを良くしてきまし

た。従来の温灸器には、欠点があり、私は温灸器を改良して、快適な温度でお腹を温められるようにしてきました。

　今は、ハロゲンライトを使い、お腹を温めています。この方法ならば、お腹を長時間快適な温度で、温められます。普通は、病気になったら、医者にかかり、薬を飲み、安静にして病気が治るまで待つ、この方法で病気を治していますが、この方法ではなかなか治せない病気もあります。

　私は、病気になれば、医者にかかり、薬を飲み、家では、お腹を温めます。この方法で、全ての病気に向き合っています。私は、お腹を温め、お腹を40℃以上の高温に長時間保ち、お腹の中に病気になりにくい世界を作り、健康を維持しようとしています。

## 7　病気を癒す方法

　私が、なぜ、ハロゲンライトから出る熱い光線でお腹を温めて、病気を癒すのか。

　免疫系には、①強力な細菌やウイルスを殺せない、②自己の細胞からできた敵を殺せない、③自己の細胞を殺してしまう、これらの三つのことができない欠点を持っています。これらの免疫系の欠点に合致した病気は治せません。そのために、薬を飲んで安静にしているだけでは、自らの免疫系の力では、病気を治せません。一方、ハロゲンライトから出る熱い光線でお腹を温め、お腹を40℃以上の高温に長時間保てば、①、②、③の三つの免疫系の欠点をカバーできるので、自らの免疫系の力で、病気を癒せるようになります。①に関係する病気は、薬で殺せない細菌やウイルスによる病気です。②に関する病気は、がんやエイズです。③に関する病気は、リュウマチです。お腹を温め、お腹を40℃以上の高温に長時間保てば、薬で殺せない細菌やウイルスの病気でも、がんやエイズでも、リュウマチでも、免疫系の働きで癒せることを意味します。

　お腹に与えた40℃以上の長時間の高温は、免疫系を強くするので、自らの免疫系の力がより発揮されることが期待できるのです。

　私たちの体は、免疫系の力で全ての敵を殺し、全ての病気を治そうとしています。強力な細菌やウイルスが侵入して、爆発的に増殖し、免疫系の力で手がつけられなくなれば、高熱を出し、一気に細菌やウイルスを弱め、免疫系の力で殺します。繰り返すようですが、私の場合は、病気のとき、お腹を温め、お腹を40℃以上の高温に長時間保ちます。この方法で、40℃以上の高熱を出したと同じ効

果を作り出します。この方法は、お腹だけの部分加温のため、体温を上げません。体は全身加温を取ります。この方法は、脳を高温にするので、動けなくなります。お腹だけの部分加温は、平熱の中で行えるので、安全にできます。

　お腹に与えた40℃以上の長時間の高温は、①強力な細菌やウイルスを弱めます、②自己の細胞からできた敵を弱めます、③自己の細胞を殺さない、これらの三つことができるので、免疫系が強くなり、自らの免疫系の力で病気を癒すようになります。病気の原因が分からないとか、病気を治す方法がないとか言われて、放置してはいけないのです。放置して病気の力を強めたら、どんなに良い方法を取っても、治せなくなります。

　私の場合、どんな病気になっても、即刻お腹を温めます。お腹を温め、お腹を40℃以上の高温に長時間保てば、敵を弱められ、免疫系の力を強められるので、必ずどんな病気の進行も止められる可能性は高まります。私は、お腹に無限に注入した膨大な高熱が、病気を癒すと信じています。ハロゲンライトから出る熱い光線でお腹を長時間温めれば、簡単に膨大な高熱をお腹に無限に注入できるのです。

**病気を癒す方法**

　2個のハロゲンライトで、お腹の左右からおへそに熱い光線を集中的に当てます。お腹はシャツの上に、黒いバスマットを載せ、この上から光線を当てます。この方法でお腹を長時間温めると、斜め左右の二方向の光線のぶつかった交点に、お腹の表面の2倍の熱が届き、お腹は40℃以上の高温に長時間保たれます。このお腹の中は、病気になりにくい世界になります。この世界をお腹の中に作

れば、お腹と体全体は血液でつながっているので、お腹を温めていれば、体全体が病気になりにくい世界になります。お腹を温めれば、病気は癒されていくのです。内臓は、熱い良い血液を作り、免疫系の力を強め、その血液を全身の隅々まで力強く循環させ、60兆個の細胞を健康に生かします。ハロゲンライトから出る熱い光線でお腹を長時間温めれば、お腹の中に病気になりにくい世界を作れるのです。

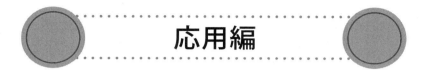

応用編

## 8　がんを癒す

　がん細胞ができたときに、39℃以上の高熱を出せれば、がん細胞を弱めることができるのですが、高熱を出す、これは免疫系が判断して行うことで、勝手に高熱を出すことはできません。体が、高熱を出せないならば、私はハロゲンライトから出る熱い光線でお腹を温めて、お腹を40℃以上の高温に長時間保ち、40℃以上の高熱を出したと同じ効果を人為的に作り出すという療術も選択肢の一つとして考えられるのではないでしょうか。

　がん細胞は、自己の細胞からできた敵です。免疫系は自己の細胞を殺さないので、自己の細胞からできた敵であるがん細胞を殺せません。ここに、免疫系の力でがんを治せない最大の理由があります。そこで、これまでに紹介してきた方法で、お腹を温めます。お腹を40℃以上の高温に長時間保てば、熱に弱いがん細胞を弱めます。がん細胞を弱めてしまえば、免疫系の力が、がん細胞に働きかける効果が期待できるのではないかと考えます。

　がんができたときに、インフルエンザにかかり、39℃の高熱が1週間続いたのですが、熱が下がったとき、全身に転移していたがんが全て消えていたという話を耳にします。39℃以上の高熱を出せば、がんが治癒する可能性もあるのです。でも、高熱を出すことは、自由にできません。私は、体が高熱を出せないならば、ハロゲンライトから出る熱い光線でお腹を温め、お腹を40℃以上の高温に長時間保ち、この方法で、40℃以上の高熱を出したと同じ効果を作り出します。この方法で、熱に弱いがん細胞を弱めてしまいます。お腹に与えた40℃以上の長時間の高温は、お腹だけの部分

加温です。体温を上げないので、安全に行えます。お腹に与えた40℃以上の長時間の高温は、熱に弱いがん細胞だけを弱めます。だから、正常細胞にダメージを与えないすばらしい方法です。抗がん剤は、正常細胞までも殺してしまいますが、お腹に与えた40℃以上の長時間の高温は、正常細胞を1個も殺さないで、がん細胞だけに働きかけます。ここに大きな利点があります。私は、毎朝1時間お腹を40℃以上の高温に保っているので、個人的にはがんの心配をしていません。

　がんは、免疫系の力では、治せない病気です。なぜか。がん細胞は、自己の細胞からできた敵です。自己の細胞を殺せない免疫系は、たとえ自己の細胞が敵に変身しても、その敵を殺せないのです。どうすれば、自己の細胞からできた敵であるがん細胞に対処できるのか。ハロゲンライトから出る熱い光線でお腹を温め、お腹を40℃以上の高温に長時間保ちます。この方法で、がん細胞を弱めてしまいます。この方法を取れば、自己の細胞からできた敵を殺せないという免疫系の欠点をカバーできるので、自らの免疫系の力で、がんが治癒する可能性もあるのです。

　今は、がん細胞を免疫系の力で殺すために、免疫系の力を強めて、がんを治そうとしていますが、世の中には、免疫系の力を強める確実な方法がありません。たとえ、免疫系の力を強めることができても、免疫系の力では、がん細胞を殺せません。免疫系は、自己の細胞を殺さないので、自己の細胞が敵に変身して、がん細胞になっても、このがん細胞を免疫系の力では殺せません。どうすれば良いのか。お腹に与えた40℃以上の長時間の高温で、がん細胞を弱めます。弱めてしまえば、免疫系の力が、がん細胞に働きかけます。普通、体を高温にしようとすれば、熱い浴槽に全身を沈めるとか、遠

赤外線全身加温装置で、全身を加温して、高熱を出したと同じ効果を作り出すしかないのですが、この方法は、体全体の温度を上げるので、苦しいし、危険です。自分の力でできる方法ではありません。ところが、お腹を温める方法は、体温を上げません。平熱の中でお腹のみ、40℃以上の高温に長時間保てます。この方法ならば、体温を上げないので、安全に、自分の力でできます。長時間お腹を温められるし、毎日繰り返すことができます。私は、お腹を長時間温める、この方法で、がんを予防したいと思っています。お腹を温め、お腹を40℃以上の高温に長時間保つ方法は、お腹の中の熱に弱い敵に働きかけます。たとえ、その敵が自己の細胞からできた敵でも、弱められます。この方法で、敵を弱めてしまえば、後は、免疫系の力で、がんが治癒する可能性があるのです。

　近年医学が進歩し、科学が進歩し、血液一滴、唾液一滴で、がんの存在が分かるようになってきました。このことは、逆に、がんの心配を増すだけです。X線に写らないがんに、苦しめられます。私は、そんなときでも、毎朝1時間お腹を温めます。そうすれば、がんの心配を和らげてくれます。お腹に与えた40℃以上の長時間の高温は、がんの芽を消してくれるでしょう。

　がんは、免疫系の力では治せない病気です。それをしっかり踏まえて、がんの治療に当たらなければ、がんを治すことはできません。今まで、免疫系の力を強めれば、がんを治せると、猛突進してきましたが、この考え方を切り替える必要があるように思います。その一例として、お腹を40℃以上の高温に長時間保ち、自己の細胞からできたがん細胞を弱めてしまい、この方法で、がんに対処していきます。病気になりにくい世界を作る、この方法で、どんな病気でも効果が期待できるはずです。私は、何も難しいことに取り組んで

いる訳ではないのです。どんな病気も、お腹を温め、お腹を40℃以上の高温に長時間保てば、対処できると言っているだけです。

　一滴の血液、一滴の唾液で、がんの存在が分かったときでも、必ずがんの心配を消せます。がんの心配は、ひどく苦しめます。その苦しみから解放されます。がんは腫瘍ができるだけではないのです。血液がんは、白血球が異常に増加します。そういう血液がんは、どうすれば治せるのでしょうか。血液は、内臓で作られます。お腹を温め、内臓の働きを良くすれば、血液の成分が良くなるでしょう。赤血球も、白血球も、血小板も、血漿も改善される可能性が高まります。毎朝１時間お腹を温めていれば、がんの心配が軽減するでしょう。

　がんを征服する、これは人類の解決しなければならない緊急の課題です。お腹に与えた40℃以上の長時間の高温は、一定の効果が期待できます。私は、そう信じています。

## 9 エイズを癒す

　一度、体内に入れたエイズウイルスは、永久に取り除くことができません。これは、悲しいことです。科学力で、解決したいのです。このエイズウイルスは、私たちの体で、外敵を殺す一番大切な免疫細胞を殺してしまいます。そのために免疫系が破壊されます。それによって、全ての病気を防ぐことも、全ての病気を治すこともできなくなります。エイズウイルスは、免疫系を破壊してしまうので、怖い病気です。恐ろしい病気です。

　目に見えないエイズウイルスは、恐ろしい存在です。人類は、この目に見えないエイズウイルスの存在を強く意識して欲しいのです。私も、エイズにだけはなりたくないのです。がんで死んでも、エイズでは死にたくないのです。がんは予防できないのですが、エイズは完全に予防できます。そこががんとエイズの違いです。エイズは怖い病気です。でも、このハロゲンライトから出る熱い光線でお腹を温める方法があれば、エイズも怖くないのです。私自身は人に知られずに、自分の力でエイズに対処したいと思っています。

　エイズは、ウイルス性の病気です。私は、風邪のウイルスを殺すのも、エイズウイルスを殺すのも同じであると思っています。それに、エイズウイルスの侵入したリンパ球は、自己の細胞です。自己の細胞を殺さない免疫系は、自己の細胞であるエイズウイルスの侵入したリンパ球を殺せません。そこに、免疫系の力でエイズウイルスを殺せない最大の理由があります。この問題を、私はどのようにして対処しようとしているのか。私は、お腹を40℃以上の高温に長時間保ちます。この方法を取れば、ウイルスに一定の効果が期待

できます。たとえ、エイズウイルスの侵入したリンパ球が、自己の細胞であり、免疫系の力では殺せないと言われていても、弱めることが出来るのではないでしょうか。私自身は、お腹に与えた40℃以上の長時間の高温で、エイズウイルスに対処したいと考えています。

　エイズウイルスは、リンパ球に侵入します。リンパ球に侵入すると、リンパ球の遺伝子に自己の遺伝子を組み込み、リンパ球内で、エイズウイルスを作り始めます。どんどんエイズウイルスを作り続け、最後はこのリンパ球を殺してしまいます。リンパ球は、免疫系をつかさどっている重要な細胞です。どんどんリンパ球が殺されていくことは、免疫系の力がなくなり、最後は侵入する敵を殺せなくなり、何らかの感染症で、命を落とすことになります。風邪はすんなり治せるのに、なぜ、エイズはすんなり治せないのですか。風邪のウイルスは、免疫系を破壊しません。ところが、エイズウイルスは、免疫系を破壊します。そのために、エイズは風邪のようにすんなり治せないのです。エイズウイルスを薬で殺そうとすれば、正常なリンパ球も、エイズウイルスの侵入したリンパ球も、同じ自己の細胞です。薬はどちらも殺してしまいます。薬でエイズウイルスを殺すことはできません。薬では、エイズウイルスの増殖を抑える、これしかできないのです。エイズウイルスは、リンパ球に侵入すると、リンパ球の遺伝子に、自己の遺伝子を結合させ、リンパ球の内部で、エイズウイルスを作り続けます。リンパ球の増殖機能を使って、エイズウイルスを作り続け、最後はこのリンパ球を殺してしまいます。ウイルスは、正常細胞の遺伝子まで変えてしまう力を持っています。エイズウイルスは、細菌と違い小さいので、細胞の中にもぐり込み、自己の遺伝子を組み込みます。遺伝子まで操作すると

いうことは、ウイルスは細胞質から核にまで入り込みます。今は、iPS細胞を作るのに、ウイルスを使って、必要な遺伝子をiPS細胞に組み込みます。遺伝子まで変えるエイズウイルスは、人類にとって怖い敵です。遺伝子まで変えられたら、人類の完全な負けです。私は、そんな敵に対しても、お腹に与えた40℃以上の長時間の高温ならば、対処できると思っています。なぜか。正常な細胞は、熱に強いのですが、エイズウイルスの遺伝子を組み込まれた細胞は、熱に弱いのです。お腹に与えた40℃以上の長時間の高温を使えば、エイズウイルスを弱らせる可能性があると考えます。おそらくエイズウイルスは熱に弱いはずです。ハロゲンライトから出る熱い光線でお腹を長時間温める、この方法を毎日繰り返す、この方法で、何らかの効果を得ることはできるでしょう。薬では、エイズウイルスを殺せません。エイズウイルスは、免疫系を完全に破壊します。これは恐ろしいことです。エイズウイルスだけではなく、ウイルスは、人類にとって怖い敵です。下手をすると、遺伝子までも操作されてしまうので、怖いのです。私は、世の中で難病と言われている病気は、ウイルスが原因だと思っています。お腹に与えた40℃以上の長時間の高温を使って、自分の力で、それらのウイルスに対処していきたいと思います。毎朝1時間お腹を温めて、お腹を40℃以上の高温に保っていれば、私自身はエイズの心配などしなくてもすむのです。

## 10　リュウマチを癒す

　免疫系は、本来は自己の細胞を殺さないはずです。でも、その免疫系が自己の細胞を敵と見て、殺してしまいます。この問題を解決できない、ここにリュウマチを治せない最大の理由があります。どうするのか。お腹に与えた40℃以上の長時間の高温は、内臓の働きや血液を改善する効果が期待できます。この方法で、免疫系が、自己の細胞を殺してしまうような免疫系の欠点を解消できる可能性があると考えています。内臓の働きを良くすれば、熱い良い血液が作られます。この論理がなければ、血液が原因で起こる病気を癒せないでしょう。お腹に与えた40℃以上の長時間の高温が、内臓の働きや血液に働きかけることで、免疫系の力を強める可能性があります。この方法ならば、免疫系に、自己の細胞を殺すような異変が起こらないのです。この方法で、免疫系の欠点をカバーすることができるのではないでしょうか。母がリュウマチで苦しんでいたとき、父が光線治療器を手に入れて、光線治療器から出る光線をひざに当てていました。漫然と日向ぼっこのように、光線をひざに当てても痛みは取れません。結局、母はステロイドホルモン剤に頼って、リュウマチの痛みを取り除いていました。長期に渡り、ステロイドホルモン剤に頼っていたので、最期はどんな状態になるか心配していました。血小板が少ないと、輸血に頼るようになりましたが、それが何を意味するかは、私には分かりました。
　私は、以前ひどい湿疹（P55写真参照）ができました。内臓の働きを良くすれば、血液の全ての成分、特に、血漿の成分を良くすることができます。免疫系を作っているのは、白血球です。白血球

には、複数の種類の免疫細胞があります。これらの複数の種類の免疫細胞の力が強まることは、免疫系の力が強まることを意味します。血漿の成分を良くすれば、免疫系が正常に働き、免疫系が自己の細胞を殺してしまうような免疫系の欠点を消せます。お腹に与えた40℃以上の長時間の高温は、体の耐えられる最高の高温です。この高温で、内臓を最高の高温にし、内臓に強い刺激を与えることで、血漿中の湿疹を起こす物質を無害な物質に変える効果が期待できます。同じように、リュウマチも、血液の血漿中にリュウマチを起こす有害物質があります。毎朝1時間お腹を温め、常に内臓の働きを良くすれば、常に血漿中のリュウマチを起こす有害物質を無害な物質に変える効果が期待できます。私は、この方法で、常に血漿の成分を良くしているつもりです。そうすれば、免疫系が自己の細胞を殺してしまうような免疫系の欠点をカバーできると考えています。

　がんも、エイズも、リュウマチも、難病です。がんは、がん細胞を殺せば治せる病気です。エイズは、エイズウイルスを殺せば治せる病気です。ところが、リュウマチは、自己の免疫細胞が、自己の細胞を殺してしまう病気です。今は、このような病気に対して、打つ手がないのが現状です。私は、お腹を温めて、内臓の働きを良くします。この方法で、免疫系が正常に働き、決して、免疫細胞が、自己の細胞を殺してしまうことが起こらないはずです。そう信じています。血液が原因で起こる病気は、お腹を温め、内臓の働きを良くし、癒していくのです。

## 11　不老長寿の薬

　私が、本に書いてまで何を言いたいのか。お腹に与えた40℃以上の長時間の高温が、免疫系の力を強める効果が期待できることを伝えたいのです。その有効な対処方法が、病気のとき、ハロゲンライトから出る熱い光線でお腹を温めれば、良いのです。私は個人的には、病気になってから、病気を治そうという考え方を持たないで、毎朝1時間お腹を温め、病気をしない生活をするのが最良の方法だと思っています。毎朝1時間お腹を温めていれば、病気と老化を緩和できます。私は、そう信じています。

　個人的には、毎朝1時間お腹を温めていれば、病気も、老化も、怖くなくなります。病気と老化を征服できる王者になれると思っています。この事実を知らないで人生を過ごすよりも、毎朝1時間お腹を温める大切さを知り、それを使って、私自身は健康に生きていきたいのです。私は、毎朝1時間ハロゲンライトから出る膨大な高熱をお腹に注入します。お腹は、40℃以上の高温になります。この方法を続けています。この方法が、病気を防ぐ方法であり、老化を遅らせる方法だと信じています。

　年寄りが、健康になるために、何をすれば良いのですか。私の場合、毎朝1時間お腹を温めます。この方法を続ける、これが現在の私に一番適していることです。年を取れば、内臓の働きが弱まってきます。内臓の働きの弱まり、これが血液の力を弱め、病気を呼びます。内臓の働きを良くする、これが一番大切です。そのために、毎朝1時間お腹を温めているのです。この方法を取れば、年を取っても、いつまでも健康に生きられると思っています。

私は、毎朝1時間お腹を温めているので、年を取っても、健康に絶対の自信を持っています。年を取れば、内臓の力が弱まってきます。そのために、60兆個の細胞が健康に生きられなくなります。毎朝1時間お腹を温め、常に内臓の働きを良くします。毎朝1時間お腹を温めていれば、常に熱い良い血液が作られ、常に免疫系の力が強まり、その血液が全身の隅々まで力強く循環することが期待できるので、常に60兆個の細胞が健康に生きられます。この方法で、健康になれる、これが私の自信です。私は、年を取っても、健康に絶対の自信を持っています。年を取り、体調が悪くなって、医者に相談しても、年を取れば当たり前だと言われれば、どうしようもないのです。どうしようもない健康問題でも、毎朝1時間お腹を温めれば、必ず解決できる、これが私の自信です。私は、伝えたいのです。毎朝1時間お腹を温める方法は、不老長寿の薬です。化学物質の薬では、不老長寿の薬を作れませんが、毎朝1時間お腹を温めれば、これは不老長寿の薬になります。私は、そう信じて、毎朝1時間お腹を温めて、健康な生活をしています。それを多くの人に伝えたいのです。

　私も、妻も、毎朝1時間お腹を温めています。私は、起床時間の1時間前に、目覚まし時計をかけて起き、お腹を1時間温めます。1時間後に時計が鳴ったときが、いつもの起床時間です。この方法でお腹を温めています。妻は、朝は忙しいので、食事、洗濯、掃除が終わった後、1時間お腹を温めています。この方法を取れば、失敗することなく、続けられます。

　朝は、体温も低いし、内臓の働きも弱まっているので、お腹を温めても、温めても、ちっともお腹が温まりません。やっと1時間お腹を温めると、お腹が温まった感じがします。体も温まった感じ

がします。このときがいつもの起床時間になります。内臓の働きが良くなっているので、目覚めも良いし、元気が出てきます。お腹も空くし、便通が良くなり、体内の汚いものが排出され、すっきりとした気持ちになれます。今は、便秘で苦しむ人が多いのです。お腹を温め、お腹の隅々まで熱い血液を流して、内臓の血液循環を良くすれば、便秘が改善する可能性もあると言えるでしょう。お腹も空き、食事もおいしく食べられます。病気もしません。私は、毎朝1時間お腹を温めているので、嫌な口臭がなくなりました。

　アルコール類も、胃腸の力を弱めます。私は、胃腸の働きが弱い人は、アルコール類を飲むことは、気をつけないといけないと思っています。毎朝1時間お腹を温める、これが私の毎日続けている健康法です。今は良い健康法がないので、年寄りが何をしたら良いかが分かりません。元気な人は、体操や、散歩をしたりしていますが、私は、そんなことはしたくないのです。それよりも、仰向きに寝た姿勢で、お腹を温めます。この方法が自分に最適の健康法だと思っています。毎朝1時間お腹を温め、常に内臓の働きを良くします。この方法で、常に60兆個の細胞を健康に生かします。毎朝1時間お腹を温めます。この方法を毎日続けるためには、お腹を温める大切さを本当に分かって欲しいのです。お腹を温めれば、内臓の働きが良くなります。それが良い血液を作ることにつながるので、健康になれます。お腹の中に入っている内臓は、熱い良い血液を作り、免疫系の力を強める効果が期待できます。ここが分かれば、毎朝1時間お腹を温められるはずです。毎朝1時間お腹を温める、この方法を続けることが、病気と老化を防ぐ方法です。この方法を続ければ、年を取っても、健康問題で困ることはなくなります。

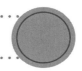

# 実践編

## 12　内臓の働きを良くする

　私たちは、内臓の働きが良いので、健康に生きられます。内臓の働きが良くなければ、私たちは「病気の器」です。内臓の働きを良くすれば、「病気の器」を「健康な器」に、変えられます。健康になるためには、内臓の働きを良くすることが大切です。内臓、これはお腹の中に入っている全ての臓器の集合体です。内臓の働きを良くすることは、簡単なことではないと思います。

　私は、毎朝1時間ハロゲンライトから出る熱い光線でお腹を温めています。この方法を取れば、常に内臓の働きを良くすることができると思っています。そうすれば、常に熱い良い血液が作られ、常に免疫系の力が強まり、その血液が全身の隅々まで力強く循環するので、常に60兆個の細胞が健康に生きられるでしょう。毎朝1時間お腹を温めます。この方法が、私の毎日続けている健康法です。私は、この健康法を行っているので、健康に絶対的な自信を持っています。

　私は、小さい頃から胃腸が弱かったので、よく分かりますが、胃腸が弱いと、いつまでも食物が消化できないために、お腹が空かないのです。特に天ぷらなどを食べると、次の食事が食べたくなくなります。私は、一般の人よりも、食が細かったのです。胃腸の働きが弱まって、食事が食べられなくなると、風邪を引き、発熱したりします。このときは、お腹を温め、胃腸の働きを良くし、この方法で風邪を癒してきました。母の使っていたもぐさを燃やした熱でお腹を温める温灸器をよく使いました。成人してからも、10年間徹底的に使いました。一度、もぐさに火がつくとお腹が熱いのです。

もぐさの強い匂いが、服や、布団や、部屋に染み付き、嫌だったことを覚えています。それでも、もぐさを使った温灸器でお腹を温める生活が続きました。そんなときに、偶然ハロゲンライトのスイッチを入れたら、熱い光線が出てきたのです。このときこの光線を当ててお腹を温めてみようと思ったのです。早速、ハロゲンライトを手に入れ、お腹を温めてみました。500Wのハロゲンライトは、熱いので、300Wのハロゲンライトでお腹を温めるようにしました。2個の300Wのハロゲンライトを使い、お腹の左右から温めます。お腹は、シャツの上に黒いタオルを載せ、この上から光線を当てます。この方法でお腹を温めると、温灸器でお腹を温めたように、お腹が温まります。煙も嫌な匂いも出ないし、1時間でなく、もっと長時間でもお腹を温められます。私は、ハロゲンライトを使ってお腹を温めるようにしました。お腹を徹底的に温めると、胃腸の働きが良くなりました。嫌な口臭がなくなり、胃が軽くなり、食事がおいしく食べられました。何年も続けていると、病気をしなくなることに気づいたのです。どうしてお腹を温めると、病気をしなくなるのか、その理由を考えました。その理由は、お腹を温めると、良い血液ができているからと考えたのです。だから、病気を防げたのでしょう。お腹を温めると、お腹の中に入っている内臓の働きが良くなります。この方法で、熱い良い血液ができ、この血液が循環するので、病気をしなくなるのだと、私は、病気をしなくなった理由をこのように推論したのです。

　必ず毎朝1時間お腹を温めました。お腹を温める時間は、いつもの起床時間の1時間前に、目覚まし時計をかけて起き、すぐ横に置いてあるハロゲンライトでお腹を温め、1時間後に、目覚まし時計が鳴ったときが、いつもの起床時間になります。この方法でお

腹を温めてきました。今まで、もぐさを燃やした熱でお腹を温める温灸器は、快適な温度でお腹を温められなかったのですが、ハロゲンライトを使ってお腹を温める方法は、お腹を快適な温度で長時間、安全に、部屋の空気を汚さずに、温められます。私は、この方法を毎日続けて、胃腸の働きを良くすることができたと思っています。胃腸の働きが良くなると、胃が軽くなり、胃がどこにあるかも意識しなくなりました。嫌な口臭がなくなり、病気をしなくなりました。私は、長く続けてきて、この方法は、使える方法だと思いました。

　今世の中には、胃腸の働きを良くする確実な方法がありません。胃腸の働きが悪くて苦しんでいる人は多いのです。お腹を温め、熱い血液をお腹の隅々まで流さなければ、胃腸の働きは良くなりません。なかなか胃腸の働きを良くすることは、難しいことでした。胃腸は、常に食物が入ってくるので、過酷な働きをし、疲れやすい臓器です。毎日お腹を1時間温めて、胃腸の働きを良くするような努力をしないと、常に胃腸の働きを良くすることは、できないでしょう。

　なぜ、お腹を温めると、病気を癒せるようになったのか、その理由を考えました。この点について、私は、ハロゲンライトから出る熱い光線でお腹を温める方法は、お腹全体をお腹の深部まで温められるので、お腹の中に入っている内臓の働きを良くすることができます。内臓の働きが良くなると、血液が良くなり、免疫系の力が強まり、その血液が全身の隅々まで力強く循環するので、60兆個の細胞が健康に生きられます。だから、健康を維持できるのだと推論したのです。

　ハロゲンライトから出る熱い光線でお腹を温める方法は、胃腸の

働きを良くするだけではなくて、内臓の働きまで良くすることができるのかもしれません。今までは、健康になるために、胃腸の働きを良くしたり、内臓の働きを良くしたりすることに、重点が置かれていませんでした。胃腸の働きを良くしたり、内臓の働きを良くしたりすることができなければ、健康になることはできません。

　私は、病気のときも、お腹を温めて対処してきました。お腹を温めると、内臓の働きが良くなる、内臓の働きが良くなると、血液が良くなる、だから、健康でいられる、そう考えざるを得ないのです。今は、血液は、骨の中の骨髄でできると言われていますが、このような考え方を持っていると、お腹を温める必要性がなくなります。お腹を温めれば、内臓の働きが良くなり、血液が良くなり、免疫系の力が強まり、その血液が全身の隅々まで力強く循環するので、60兆個の細胞が健康に生きられるのではないか。私は、個人的にこのように考えます。今世の中にも、血液が内臓で作られる論理はありますが、一般的には認められていません。今は、血液は食物からできるから、良い食物を摂取することに重点が置かれていますが、私は、良い血液を作るには、食物よりも、内臓の働きを良くすることに重点を置くことが大切だと思います。

　ハロゲンライトから出る熱い光線でお腹を温める、この方法で、内臓の働きを良くします。内臓の働きを良くすることができなくて、絶対に健康はあり得ないのです。この方法ならば、内臓の働きを良くすることができます。

## 13　下痢を癒す

　下痢は、細菌やウイルスの侵入によって起こるだけでなく、胃腸の働きが弱まると起こります。何も食べたくないし、食べ物の匂いをかぐだけでも、吐き気を催す。これは、胃腸の働きが弱まっている証拠です。このような下痢を止めるには、お腹を温めて、胃腸の働きを良くする、これが一番大切なことです。孫の母親から、下痢が止まらないと、電話がありました。たぶん胃腸の働きが弱まっているから起こるので、お腹を温めるように言いましたが、母親も、子育て中で、なかなかお腹を温める時間が取れないのです。そんなときは、私は、孫の家に行って、孫の面倒をみてあげ、その間に母親には、お腹を3時間温めさせたのです。そこまでしてでも、下痢のときは、お腹を温めることが必要だと思っています。医者にもかかり、診てもらい、薬を飲みましたが、下痢のときは、飲んだ薬も排出されてしまうために、薬も効果を発揮しません。ともかく、お腹を温め、熱い血液をお腹の隅々まで流し、胃腸の働きを良くします。そうすれば、本来の胃腸の働きができるようになり、下痢が止まります。お腹を徹底的に温めることです。後から聞くと、夜から朝までお腹を温め続けたそうです。そこまでお腹を温めれば、安心です。血色も良くなり、食事も食べられるようになり、下痢も起こらなくなりました。

　私は、母親が子育てで忙しくて、時間が取れないときは、夜の睡眠時間を使うようにすると良いと思います。お腹を温めて朝まで眠ります。よく眠れるし、お腹も温まります。そこまでします。そこまですれば、朝までに下痢が止まります。下痢をしているときは、

薬だけに頼らないで、お腹を温め続けて、胃腸の働きを良くします。この方法で、下痢に対する効果が期待できます。胃腸の働きが弱まることによって起こってくる下痢は、悪い細菌やウイルスによる病気でないので、安心して、お腹を温めて欲しいのです。お腹を温め、熱い血液をお腹の隅々まで流して、胃腸の働きを良くします。この方法で、下痢を癒していきます。私は、時間が取れないときは、夜寝るときお腹を温めます。１時間お腹を温めてから、布団に入り眠ります。お腹も温まるし、よく眠れます。この方法を取ります。

　下痢に、お腹を温める方法は、胃腸の働きを良くするので、下痢を和らげます。この方法は、非常に効果的です。下痢をしたときは、お腹も冷たいのです。お腹は熱を必要としています。私は、いつまでもお腹を温めていたいのです。それぐらいお腹は熱を必要としています。お腹を温めることが、とても気持ちが良いのです。今までは、薬以外、お腹の中の病気を治せないのです。私は、お腹を温めるだけで、下痢に対処しています。

## 14　風邪の特効薬

　私は、毎朝1時間お腹を温めているので、今では風邪を引くことも少なくなり、風邪で発熱することもなくなりました。ですから、自分の子どもが咳を一つしても、孫が咳を一つしても、私は心配します。咳一つが、だんだんひどくなり、発熱したりして、本格的な風邪に発展してしまうからです。だから、咳一つを心配します。ひどくならないうちに、お腹を温め、免疫系の力を強めれば、病気の進行を止められる可能性があるのに、それができないのが悔しいのです。孫の母親も、今は私の言うことを聞いてくれて、風邪の初期にお腹を温めてくれます。病気の進行が止まり、良くなっていくのが手に取るように分かります。病気が悪くなっていくのは、辛いことです。お腹を温め、内臓の働きを良くし、血液を良くし、免疫系の力を強める効果が期待できます。この方法は病気の進行を遅らせる有効な手段の一つと考えます。風邪がひどくなり、発熱でもすると、治すのに時間がかかります。ですから、病気の初期に徹底的にお腹を温めて、症状を和らげています。

　私は、風邪で発熱したとき、ハロゲンライトから出る熱い光線で、お腹を6時間温め続けました。このとき、風邪の熱を下げるのに効果があったと思います。普通は、誰もそこまで長時間お腹を温めることはしないものです。そこまで長時間お腹を温めなければ、風邪のウイルスを弱めることや、風邪の熱を下げられる効果が期待できません。6時間お腹を温める。私の場合、これが風邪の熱を下げる一つの目安になります。私は、このときに、お腹に与えた40℃以上の長時間の高温で、風邪のウイルスを弱めることが分かったの

です。私は、これは有効な方法だと思っています。薬でしか、細菌やウイルスを弱められないと思っていたのが、お腹を温め、お腹を40℃以上の高温に長時間保てば、細菌やウイルスを弱められるのです。それに、副作用がありません。そこが最大の利点です。お腹を6時間温めるのに、ハロゲンライトから出る熱い光線を使います。この方法が、風邪のウイルスを弱める効果が期待できます。

　ハロゲンライトを使ってお腹を温める以前は、光線治療器でお腹を温めていましたが、お腹を6時間温める、これは大変でした。素肌のお腹の上から光線を当てるので、お腹は真っ赤に日焼けするし、炭素棒は消耗するし、部屋の空気は汚れます。私はそこまで行いましたが、誰もが行える方法ではありません。ところがハロゲンライトを使うと、素肌の上から直接光線を当てないので、お腹の皮膚も傷めないし、部屋の空気も汚しません。熱い炭素棒が落ちる危険もないので、安全に行えます。ハロゲンライトを使う方法ならば、長時間でもお腹を温められます。

　私は、ハロゲンライトでお腹を温める方法を見い出してから、風邪で発熱したときは、この方法でお腹を温めました。自分の子どもが発熱しても、ハロゲンライトから出る熱い光線でお腹を6時間温め続けました。子どもはお腹を温める理由が分からないので、お腹を長時間温めることを嫌がります。子どものお腹を温めるのは、難しいものです。子どもが眠った時間帯にお腹を温めるのですが、親でないと、子どもの扱いが難しいのです。親も、発熱しているとき、お腹を温める意味をよく理解していないと、本気になれません。つい薬だけに頼ってしまいます。薬で治せなければどうしますか。私は、それが怖いので、私の風邪の熱を下げた体験を子どもにも、孫にも使おうとします。そうしないと心配です。

実践編　49

私は、医者にかかり、薬を飲み、そのまま熱が下がるのを待っているだけではなく、必ず、お腹を温めさせます。発熱したとき、一度お腹に高熱を長時間与えておくと安心です。私は、そうしないと、心配だし、怖いのです。お腹を長時間温め続ければ、熱が下がる効果が期待できます。私自身は、発熱しているときに、発熱以上の高温でお腹を温める対処法を取り入れています。

　薬で熱を下げても、お腹を温めて熱を下げても、熱を下げることは同じだと思いがちですが、お腹を温めて熱を下げたときは、胃腸や内臓の働きが良くなっているので、高熱を出しても食欲があるように思えます。食事が食べられるし、早く病気から脱出できます。普通は二日間も、高熱が続くと、食物が食べられず、体力が消耗して、へとへとになります。お腹を温めていれば、そうならないのです。

　ハロゲンライトから出る熱い光線でお腹を温めれば、お腹は40℃以上の高温に長時間保たれます。このお腹の中は、風邪のウイルスの住みづらい世界です。熱に弱い風邪のウイルスを弱められるし、免疫系の力を強められる可能性が高いので、ウイルスが住みづらい世界を作れます。この世界をお腹の中に作り続ければ、風邪のウイルスを弱めることができます。風邪のウイルスが住みづらい世界、これは、お腹を温めてきた体験がないとなかなか分かってもらえない言葉です。私は、子どもが熱を出しても、孫が熱を出しても、ひどく心配します。私は、お腹を温めて、お腹を40℃以上の高温に長時間保ち、お腹の中に風邪のウイルスが住みづらい世界を作り、風邪のウイルスを弱める方法を取ります。一度お腹に40℃以上の高温を長時間与えておくと、風邪のウイルスを弱められるので安心です。

私は、ハロゲンライトから出る熱い光線でお腹を温める方法は、風邪の有効な手段だと思っています。化学物質では、全ての風邪を治す特効薬を作れませんが、お腹に与えた40℃以上の長時間の高温は、風邪のウイルスを弱めることができると考えられるからです。
　私たちの体は、風邪のウイルスを弱めるために、発熱します。高熱を出して、風邪のウイルスを弱めますが、高熱を出す、これは全身加温です。ひどく体力を消耗しますし、発熱すれば、動けなくなります。ところが、お腹を温める方法は、お腹のみの部分加温です。体温を上げないので、体は平熱です。体内の力を使わずに、外部からの高熱でお腹を高温にするので、体力を消耗しません。安全に行えます。お腹のみの部分加温で、全身加温と同じ効果を作り出せます。私は、この方法で、どんな強力な敵でも弱めることができる自信を持っています。お腹を長時間温めれば、風邪を癒せる、毎朝1時間お腹を温めていれば、風邪を防げる、これが私の自信です。

　風邪を征服する、これは、人類に課せられた大きな課題です。風邪のウイルスを全て殺せる薬は作れなくても、お腹に与えた40℃以上の長時間の高温は、風邪のウイルスを弱めることができます。この方法で、人類は、風邪を征服できるかもしれません。

## 15　腰痛を癒す

　病気を癒していくのは、血液です。お腹を温め、内臓の働きを良くし、熱い良い血液を作り、その血液を全身の隅々まで流せば、60兆個の細胞が健康に生きられます。この方法で、どんな病気でも癒せる、これが私の健康法です。この論理があるので、私は、腰痛になっても、お腹を温めたり、患部である腰を温めたりして、腰痛を和らげていきます。

　私は、一日の中で長く座る姿勢を取ることが多かったのです。それが長期間続き、腰痛になりました。凄く腰が痛かったのです。腰が痛くて、我慢できないぐらいでした。この痛みが続くとなると、本当に困ったと思いました。ただ私のできることは、腰を温め、腰の血行を良くして、腰痛を和らげることだけです。夜は、お腹を温めながら眠ります。夜の睡眠時間を使ってお腹を温めます。お腹を長時間温めれば、熱い血液が、腰の隅々まで流れるので、腰痛が癒されます。最初の頃は、お腹を温めていると、急に腰からおしりにかけて電気が走ったように、痛みが走りました。腰から足にかけての激痛は、辛いものでしたが、腰を長時間温めたり、お腹を長時間温めたりしていると、この激痛が消えていきました。夜、お腹を温めたり、横向きに寝て、1個のハロゲンライトで腰を温めたりして、眠ります。この方法で、腰痛を和らげます。何とか二日間ほどで、腰痛も良くなりました。

　私は、何もしないのに、自然になった腰痛は、腰を温めたり、お腹を温めたりして、腰やお腹の血行を良くすれば、自然に腰痛も癒されていくと思っています。

## 16　湿疹を癒す

　湿疹ができてかゆいとき、私の場合は即刻 P56 の「小型のハロゲンライト」で、熱い光線を患部に当てて、患部の湿疹を起こす物質に作用させてしまいます。この方法を取れば、湿疹のかゆみが取れるように思います。湿疹のかゆみは、半端ではないのです。いつまでもかゆいのです。そのかゆみを即刻消す方法は、患部に与えた高熱と個人的に考えています。この高熱で、湿疹を起こす物質に作用させます。そうすれば、湿疹のかゆみが嘘のように消えてしまいます。私は、この方法で、湿疹のかゆみを消し、湿疹を癒しています。

　私は、湿疹だけには、最後まで苦しめられました。最後まで癒せなかった病気です。私は、ハロゲンライトから出る熱い光線でお腹を温めたり、ハロゲンライトから出る熱い光線で患部を温めたりすれば、いろいろな病気に一定の効果があると言いながらも、湿疹を癒せませんでした。湿疹は、ひどくはなりませんが、完全に癒せないのです。医者で出してもらったステロイドホルモン剤を塗っても、治せますが、すぐにかゆくなり、かくと中から汁が出てきて、また振り出しに戻ってしまい、いつまで経っても、湿疹を治せませんでした。本当に、湿疹を治す方法には、苦労しましたが、解決法を見い出しました。

　お腹を温めるハロゲンライトは、ハロゲン球が散光式で、高温を作り出せません。この程度の高温では、だめです。「小型のハロゲンライト」の作り出す高温は、かなりの高温で、細胞内にある湿疹を起こす物質に作用させることができます。湿疹のかゆみを和らげ

る効果が期待できます。この方法で、患部を高温にすれば、かゆみが癒されます。かゆみが癒されるのは、細胞内の湿疹を起こす物質に作用させることができたからだと思われます。このようにすれば、かゆみが和らぎ、湿疹が癒されていきました。高熱を与えた後、ステロイドホルモン剤を塗れば良いのです。薬も驚くほどよく効きます。この方法で、湿疹に対する効果が見られました。再発しても、この方法で、癒していきます。再発するからだめな方法だと思わないで、湿疹は再発するものです。高熱を与えて、かゆみを取れば、湿疹が和らいでいきます。弱い皮膚は、あまり熱い光線を当てると、火傷をするので、くれぐれも注意をします。湿疹に、「小型のハロゲンライト」で、高熱を当てていると、患部の周囲がかゆくなります。我慢できないほどかゆくなりますが、かゆくなる、これは細胞内に湿疹を起こす物質があるからです。高熱を当てて、かゆみがなくなるようにします。これがとても気持ちが良いのです。かゆみが止まれば、自然に湿疹は癒されていきます。

## 16・1　わき腹の湿疹を癒す

　わき腹にひどい湿疹ができました。わき腹は、手が届かないので、お腹を温めるハロゲンライトを1個使い、シャツの上から熱い光線を当てました。寝た姿勢で患部に熱い光線を当てた方が楽です。熱が患部にしみます。痛くて痛くてしかたがないのです。痛くても、熱い光線を少し遠くから当てます。この方法で、かゆみが和らぎます。かゆみがおさまってからは、お腹だけを温めます。お腹を長時間温め、湿疹を癒しました。このときは、ステロイドホルモン剤は塗りませんでした。わき腹の湿疹を癒すのに、お腹だけを温め、ほぼ1年間かかりましたが、この方法で、わき腹の湿疹を癒せました。

時間がかかりましたが、再発はしません。

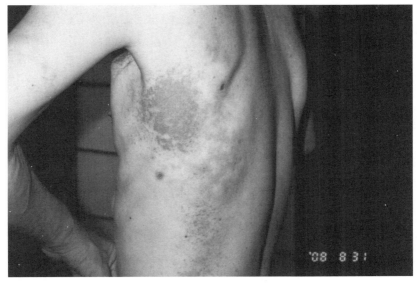

わき腹の湿疹

### 16・2　足の湿疹を癒す

　私は、医者で出してもらった薬、ステロイドホルモン剤を塗って、その後、「小型のハロゲンライト」で、患部から 10cm ぐらいの近距離で、30 分ぐらい我慢できる熱い光線を当てます。熱くなれば、ハロゲンライトを遠ざけ、また近づけます。この方法を続けると、かゆみが和らぎます。普通湿疹が治り始めると、かゆくなり、少しかくだけで中から汁が出てきて、また振り出しに戻ってしまいます。そのために、いつまでも湿疹を治せなかったのですが、高熱を当てると、かゆみを起こす物質に作用するので、かゆみが止まり、湿疹を癒すことができました。弱い皮膚は、あまり熱い光線を当て

ると火傷をします。この点を特に注意します。この方法で、いつまでも治せなかった湿疹の症状を改善させることが期待できます。

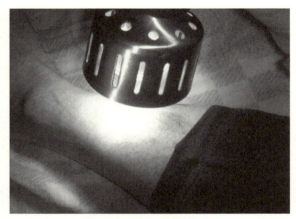

足の湿疹を癒す

## 16・3　小型のハロゲンライト

　小さな患部に火傷をするほどの高温を作れます。ハロゲン球は75Wを使いました。手で持ち、患部との距離を、10cmぐらいにします。75Wのハロゲン球は、ビーム角35°、20°、10°のものがありますが、私は、ビーム角10°のものを使います。

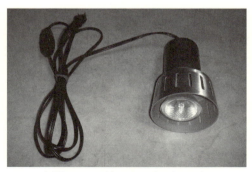

小型のハロゲンライト（75W）

## 17 おでき、いぼ、打撲を癒す

### 17・1 おできを癒す

　一度高熱を患部に長時間当てると、効果があらわれてきます。首の後ろに、複数個のおできができ、困りましたが、患部を P85 の固定式の「小型のハロゲンライト」（75W）で、長時間高温にしました（下の写真参照）。P56 の「小型のハロゲンライト」を手で持って当てても良いのです。1 回高熱を長時間当てただけで、おできを癒せました。

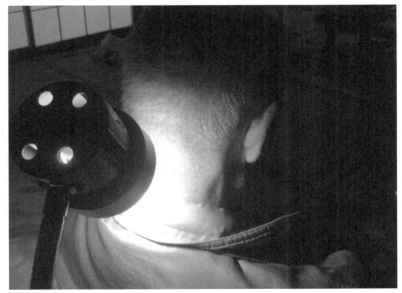

おできを癒す

## 17・2　いぼを癒す

「小型のハロゲンライト」で、患部を長時間温めます。この方法を毎日続けます。この方法で、ウイルスを弱め、いぼを癒すことができました。

## 17・3　打撲を癒やす

　私の子どもが事故にあい、左足の甲をひどく打撲し、腫れ、紫色になり、内出血をしていました。この傷を見たとき、これはひどいと思ったので、即刻２個のハロゲンライトを使い、左右から左足の甲を温めさせました。打撲の場合、湿布をして冷やすのが、普通ですが、私は、患部を温めて患部の血行を良くして、内出血を早く吸収させて、傷んだ組織を癒していく方法を取りました。今は、温めると、傷が膿むので、傷をしたとき風呂に入り温めるのはいけないと言われています。今までの常識では、打ち身の傷も温めるのはいけないと言われていますが、私は、温めます。温めて、患部の血行を良くして、傷を早く癒そうとします。二日間夜中も温めさせましたが、痛みも少し和らいだし、黒い内出血の痕も、色が薄れ、良くなってきたので、その後は温めないで、布団の中で眠り、自然に治す方法を取りました。この方法で、一番悪い時期を脱することができました。足は、働いていれば使うところなので、悪いと苦労します。昼間、時間が長時間取れないときは、夜の睡眠時間を使って患部を温めます。患部を温めて、患部の血行を良くして、傷を癒します。これが私の取る方法です。打撲のときは、冷やさないで、長時間温め続け、血行を良くして、早く傷を癒す方法を取ります。

## 18　目や鼻の病気を癒す

　目の病気や、鼻の病気になれば、医者にかかり、薬を飲みます。病気が治っていけば、良いのですが、なかなか治らなかった場合は、どうしますか。私は、そうならないように、目の病気や、鼻の病気になったときは、医者にもかかり、薬を飲みますが、それだけではなく、「顔を温める器具」（P89の参考資料2）を使い、顔を温めます。この方法で、目を温め、鼻を温め、目の血行を良くし、鼻の血行を良くします。この方法で、目の病気や鼻の病気を癒していきます。

　私は、500Wのハロゲンライトのハロゲン球を150Wのハロゲン球に取り替えます。この方法で、150Wのハロゲンライトになります。私は、お腹を温めるとき、同時に顔を温める器具を胸の上に載せて、顔を温めています。この方法で、目に熱い光線が当たるようにします。目は、閉じて、光線を当てます。ハロゲンライトから出る熱い光線は、赤外線と可視光線です。この光線を目に当てても、この光線を目で見つめても、安全です。普通の電球から出る光線と同じで、安全な光線です。光線は危険だと心配しますが、紫外線を出さないので、大丈夫です。P60の写真の方法で、顔を温めます。使いやすい器具にしたつもりです。私は、お腹を温めるとき、同時にこの器具を毎日使って、顔も温めています。

　私は、目の病気も、鼻の病気も、顔を温めて、癒しています。視力も、この方法で維持しようとしています。顔を温めれば、目の病気も、鼻の病気も癒せます。私は、眼鏡をかけています。眼鏡が完全に取れるところまではいきませんが、視力が悪くなっていかないのです。私は、3月、4月は、花粉の影響を受けるので、花粉症の

症状を和らげるためにも、毎朝1時間顔を温めています。私は、毎朝1時間顔を温めていれば、白内障も防げると思って続けています。そんなときに、小学校二年生の孫が、視力が悪くなったので、どうしたら良いかという相談を受けました。毎日顔を温め、目の血行を良くしていく方法を取らなければ、視力の悪化を防ぐことはできません。眼鏡をかけて見えれば、それでも良いのです。問題なのは、年を取り、眼鏡をかけても、視力を上げられないときです。このときは、顔を温めて対処したいと考えています。

　ハロゲンライトから出る熱い光線は、普通の電球から出る光線の成分と同じ成分、可視光線と赤外線なので、目で見つめても、顔に当てても、害になることはありません。安全な光線なので、安心して顔を温められます。

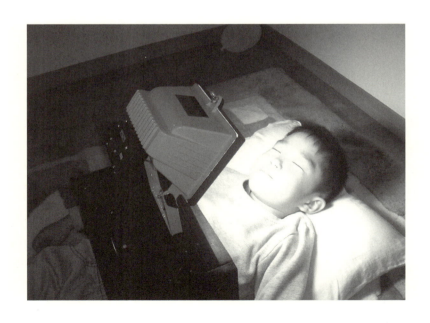

## 19　高血圧症、低血圧症を癒す

### 19・1　血圧を下げる効果が期待

　高い血圧を下げる、血圧の制御は難しいものです。私は薬を飲み、その上に毎朝1時間お腹を温めているので、今は血圧も正常値に保たれています。一度、お腹を温めるだけで、血圧を下げようとしたのですが、血圧を正常値まで持ってくることはできませんでした。毎日長時間お腹を温める、この方法だけでは、血圧を下げられません。お腹を温め、内臓の働きを良くし、血液を良くし、免疫系の力を強め、その血液を全身の隅々まで力強く循環させ、60兆個の細胞を健康に生かします。この方法では、血圧の問題は解決できません。一日に2時間も、3時間も、お腹を温めることは、働いている人には、現実的ではありません。私は、薬＋毎朝1時間お腹を温める、この方法で、血圧を正常値に保っています。お腹を温めていれば、病気の進行を止められます。薬の量が増えないし、少量の薬ですみます。私は、血圧を下げることだけは、お腹を温めるだけではできないので、薬も服用しています。薬＋毎朝1時間お腹を温める、この方法で、血圧の問題に対処しています。今は、この方法を取っているので、個人的には血圧問題で困ったことはありません。

### 19・2　血圧を上げる効果が期待

　普通、低血圧症を治す方法はないと言われています。私は、毎朝1時間ハロゲンライトから出る熱い光線でお腹を温め、常に内臓の働きを良くしていれば、血圧を上げられるので、低血圧症を

改善する効果が期待できるのではないかと思っています。私の娘が時々貧血で困ったことがありました。血圧を測ると、最高血圧が 100mmHg 以下と低かったのです。睡眠時間が少なかったり、無理をして疲れがたまってくると、内臓の働きが弱まり、血液を送り出す力が弱まるので、貧血を起こしたり、立ちくらみすることがあるようです。このとき困って取った方法は、毎朝 1 時間お腹を温めさせることでした。血圧を高めるのは、内臓です。毎朝 1 時間お腹を温め、内臓の働きを良くする方法が、低血圧症を改善する効果が期待できる方法の一つと言えるでしょう。子育てをしていると、お腹を温める時間が取れないのです。体調不良を訴えるときは、夜眠りながらお腹を温めるように言います。1 時間後に、布団の中に入り眠ります。この方法を取ります。仰向きの楽な姿勢でお腹を温めるので、そのまま眠れます。よく眠れるし、朝までに体調が良くなっています。時間が取れないときは、夜の睡眠時間を使って、お腹を温めるようにしています。

　血圧を下げる、これは難しい問題です。湿疹も癒すのにてこずりましたが、何とか対処法を見い出して、湿疹を癒せました。最後に残った問題は、血圧の問題だけです。私は、血圧を下げる薬を飲んでいます。今、飲んでいる薬は、この血圧を下げる薬だけです。薬＋毎朝 1 時間お腹を温める、この方法で、薬もよく効くし、薬の量も増えていかないのです。それだけが大きな救いです。薬＋毎朝 1 時間お腹を温める、この方法で対処できるので、これで私は良しとしています。お腹を温めて、内臓の働きを良くしていれば、血圧の問題も決してひどくなることはないでしょう。

## 20　認知症を癒す

　私は、毎朝1時間お腹を温める方法を行っているので、認知症を怖いと思わないのです。年を取り、認知症で苦しむ人が多いのです。今は、認知症を治す方法がありません。認知症になると、病気に振り回され、苦しんでいるのが現状です。何とか、それを解決したいのです。私は、毎朝1時間お腹を温めて、内臓の働きを良くし、血液を良くし、血液循環を良くしていれば、60兆個の細胞が健康に生きられるので、脳の細胞が壊れていく認知症になりにくいと思っています。認知症は、本人だけでなく、家族も苦しみます。認知症は大きな社会問題になりつつあります。長生きをすれば、認知症になる人が増えてきます。認知症にどう向き合えば良いのでしょうか。認知症は、脳細胞に十分な酸素と栄養素を送り届けられないので、脳細胞が正常に働かないために発症すると考えられています。私は、毎朝1時間お腹を温めるようになってから、熱い良い血液が全身の隅々まで力強く循環するので、肩凝りが少なくなりました。熱い良い血液が全身の隅々まで循環するので、肩凝りだけでなく、全身の凝りが和らぎました。脳への血行が悪い場合、これが脳細胞を健康に生かせず、認知症に発展していく恐れがあります。肩凝りも、毎朝1時間お腹を温めていれば、和らぎます。

　長生きをすれば、内臓の働きが弱まるので、脳細胞が健康に生きられなくなります。そのために、認知症になります。認知症を癒すためには、毎朝1時間お腹を温め、常に内臓の働きを良くします。そうすれば、自然に熱い良い血液が作られ、自然に免疫系の力が強まり、自然にその血液が全身の隅々まで力強く循環し、自然に

実践編　63

60兆個の細胞が健康に生きられます。この方法で、脳細胞を健康に生かすことができるので、認知症になりにくくなるのです。本書では精神面の病気については、私の体験がないので、取り上げていません。このハロゲンライトから出る熱い光線でお腹を温める健康法は、脳細胞を健康に生かすことができるので、精神面の病気でも癒せる可能性があると思っています。脳細胞が健康に生きられないと、精神まで病気を起こしてしまうでしょう。毎朝1時間お腹を温める、この方法で、60兆個の細胞を健康に生かすことができます。だから、精神面の病気にも一定の効果があると思っています。

## 21　水疱瘡を癒す

　5歳の孫が、急に発熱し、ひどい発疹ができました。医者で診てもらうと、水疱瘡であることが分かりました。水疱瘡の予防接種は受けています。ウイルス性の病気なので、お腹を長時間高温すれば、熱も下がり、水疱瘡を癒せる可能性があるのに、5歳の孫は、夜まで待たないとお腹を温めるのは無理かなと思って、諦めていました。しばらく、胸やお腹のかゆい発疹に、P56の「小型のハロゲンライト」で、高熱を当ててかゆみを取っていたら、眠ったので、すぐに2個のハロゲンライトを使い、お腹を温めました。身長は110cmなので、大人用のハロゲンライトが使えます。30分間お腹を温めたら、目を覚ましたので、これ以上はお腹を温められませんでした。このときは、まだ熱を下げられませんでしたが、翌日は、熱が下がりました。翌日には、一気に発疹が全て黒くなり、かさぶたができました。これで、体内の水痘ウイルスを弱められたと思ったのです。体内の水痘ウイルスを弱めなければ、発疹はどんどんできてきます。今は、薬では、体内の水痘ウイルスを殺すことができませんが、お腹に与えた40℃以上の長時間の高温ならば、体内の水痘ウイルスを弱められる可能性があります。私は、外気と接する一番温度の低い皮膚細胞にウイルスが寄生し、発疹ができるのは、この水痘ウイルスは、熱を嫌う、熱に弱いウイルスだと思います。外気と接するので、皮膚の温度が一番低いのです。風邪の発熱は、熱を下げるのに6時間必要と考えていますが、孫の水疱瘡の場合は、お腹を30分間温めただけで、発熱に対する効果を感じられました。風邪のウイルスよりも、水痘ウイルスの方が熱に弱いウイル

スだと思います。

　兄弟がいるので隔離しましたが、感染を防げませんでした。1歳の孫も水疱瘡になりました。予防接種は受けていませんでした。母乳を飲んでいるので、母親の免疫があるから、感染しないのではないかと期待していましたが、感染しました。発熱はしなかったのですが、全身に発疹ができ、ひどかったのです。予防接種は、水痘ウイルスを殺したものを体内に入れて、免疫系にこのウイルスが敵であると教え込むのです。それがしてないので、免疫系は、水痘ウイルスを危険な敵として強く認識できないのです。このウイルスに対して無防備なので、発熱もしないし、徹底的に傷めつけられました。あまりにも、病状がひどかったので、お腹を温めることにしました。1歳の孫は、身長が70cmで、2個のハロゲンライトが使えないので、1個のハロゲンライトを手で持って、1時間半お腹を温めました。一夜にして体中の発疹が全て黒くなり、かさぶたができました。体内の水痘ウイルスが弱まったようです。水疱瘡は、発熱した方がウイルスを弱められるので、治りが早いようです。1回お腹を温めただけで、体内の水痘ウイルスを弱められました。お腹に40℃以上の高温を長時間与えれば、体内の水痘ウイルスに一定の効果が期待できます。

　私自身は、孫の病気に対しては、一度お腹に40℃以上の高温を長時間与えておくと安心です。お腹に与えた40℃以上の長時間の高温は、細菌やウイルスを弱めてしまいます。私は水疱瘡のときにも、ハロゲンライトから出る熱い光線でお腹を温めて、お腹を40℃以上の高温に長時間保ちます。

　水痘ウイルスは、神経節に長く潜み、免疫系の力が弱まったとき、目覚めて活動を始め、帯状疱疹を起こすと言われています。このよ

うな潜在的な病気も対処できると思います。お腹に与えた40℃以上の長時間の高温で、熱を下げれば、体内のウイルスを弱めるので安心です。お腹を温めるのに使うハロゲンライトは、手で持ってお腹を長時間温めるのは大変ですが、この方法は、布団の上で行えます。この方法を取るしかなかったのです。お腹を温めると、すぐ眠りました。お腹とハロゲンライトの距離は、25cmぐらいにします。1時間半お腹を温めて、水疱瘡を癒しました。

## 22　孫の病気を癒す

　私は、孫の病気が怖いのです。特に、発熱と下痢が怖いのです。物を言わない、小さい子どもの病気は、本当に心配します。でも、私には、ハロゲンライトから出る熱い光線でお腹を温める方法があります。しかも、お腹に与えた40℃以上の長時間の高温が、病気を癒すことを知っています。だから、医者にかかると同時に、家では、即刻お腹を温めます。この方法で、熱に対処したり、下痢を癒したりします。

　私の最大の敵は、手遅れです。手遅れにならなければ、和らげることができます。子どもの場合、背が低いと、2個のハロゲンライトが使えないので、このときは、1個のハロゲンライトを手で持ってお腹を温めます。手軽にお腹を温められます。この方法だと、布団の上でできます。時々お腹を手で触り、熱さを確かめながら行います。お腹とハロゲンライトは、25cmぐらいにします。ハロゲンライトが散光式なので、ハロゲンライトとお腹の距離にあまり神経を使わなくても良いのですが、それでも慎重にお腹を温めます。孫が、病気をすれば、まずは医者にかかり、薬を飲み、安静にして病気を治していきます。私は、薬だけで病気を治す方法を信じ切ることができないのです。病気を癒す力を持っているのは、お腹に与えた40℃以上の長時間の高温です。この高温を使わなければ心配です。ですから、病気のとき、ハロゲンライトから出る熱い光線でお腹を温めるようにしています。そうすれば、安心です。私は、お腹に与えた40℃以上の長時間の高温が、病気を癒せると信じています。この療術を使う限り、病気に振り回されることはないでしょう。

そこまでの自信があるので、子どもの病気や、孫の病気にも、私は口を出します。孫が、下痢をしたら、すぐお腹を温めるように言います。風邪で発熱した、このときは、熱が下がるまでお腹を温めるように言います。幸い、私の言うことを聞いて、お腹を温めてくれるので、孫が病気をしても安心です。

　6歳の孫が、日曜日の夜5時頃38.3℃熱があると、電話がありました。私は、熱が下がるまで、お腹を温めるように伝えました。後日聞いたところ、夜の5時頃からお腹を温め続けて、10時間経った夜中の3時に熱を測ったら37.1℃だったのです。「今日は熱があるから、学校を休んだら」と言ったら、子どもが学校に行きたいと泣くので、さらに3時間、朝の6時までお腹を温めました。薬とともに13時間お腹を温めれば、安心です。

　3歳の孫が、同じように、39.3℃の高熱を出しました。かなり高熱が出ているので、医者にかかり、抗生物質を飲みました。身長が低いと2個のハロゲンライトが使えません。このときは、1個のハロゲンライトを手で持って、お腹を温めます。私は、発熱のときは、医者で出してもらった薬を飲み、即刻お腹を温めます。薬＋お腹に与えた40℃以上の長時間の高温を使って、熱を下げます。幼児は、長時間お腹を温める辛抱を嫌がるので、薬を使います。高熱が出て苦しいからと、抗生物質以外に解熱剤を使うと、早く熱を下げられますが、次の日に再び熱が出ることがあります。解熱剤を使ったときは、その後お腹を2時間は温めます。この方法を取れば、次の日発熱することはあまりなくなります。

　私は、発熱だけでなく、下痢のときも心配です。医者にかかり、薬を飲み、家では必ずお腹を長時間温めさせます。そうすれば、下痢も癒されます。お腹を温めれば、病気の心配は少なくなくなり、

安心できます。ハロゲンライトから出る膨大な高熱をお腹に無限に注入して、お腹を40℃以上の高温に長時間保てば、病気を癒すことができるのです。

　一般的に母親は、子どもが高熱を出すことを極度に恐れます。扁桃炎のときには、凄く高熱が出ます。私は高熱が出ることは、細菌やウイルスを弱めるために、大切なことだと思っています。扁桃炎のときに高熱が出るのも、私は扁桃のすぐ近くにある脳を守るために、高熱が出るのだと思っています。昔から、高熱が出ると、脳に障害が残ることがあったのです。そのために、子どもが高熱を出すとひどく心配し、すぐ医者にかかり、薬を飲み、熱を下げようとします。私も、子どもの高熱は、心配をします。でも、私は高熱が出たときは、高熱以上の高温に長時間お腹を保ち、細菌やウイルスを早く弱めてしまう方法を取ります。お腹に与えた40℃以上の長時間の高温は、熱に弱い細菌やウイルスを弱めます。さらに、内臓の働きを良くし、血液を良くし、免疫系の力を強めます。敵を弱め、免疫系の力を強めるので、一定の効果が期待できるでしょう。私は、この方法があるので、発熱を怖がらないのです。子どもが熱を出しても、孫が熱を出しても、お腹を温め続けさせます。この方法で、和らげられるので、安心できます。

## 23　生活習慣病を癒す

　生活習慣病で苦しんでいる人が多いのです。私は、どんな病気も恐れません。毎朝1時間お腹を温めて、常に内臓の働きを良くしていれば、病気を癒すことができると信じているからです。お腹を温め、内臓の働きを良くして、生活習慣病を癒していきます。一番良いのは、毎朝1時間お腹を温め、常に内臓の働きを良くします。この方法を取れば、生活習慣病も進行を遅らせる効果が期待できると思っています。
　食事も、特に脂肪の多いものや、糖分の多いものは、食べ過ぎると、血管内に脂肪がたまり、血液循環が悪くなったりします。糖分が、エネルギーに変わるためには、インスリンが必要です。膵臓の働きが弱まると、インスリンの出が悪くなり、糖尿病を引き起こします。脂肪や糖分の取り方は、特に気をつけることが必要です。好きなものを好きなだけ食べ、無茶なことをしていると、病気を引き起こします。食べたものは、内臓の働きで全てを処理します。内臓の働きの強い人は、乗り切れても、内臓の働きの弱い人は、乗り切れません。何とかして内臓の働きを良くします。そのために、私は、毎朝1時間お腹を温めています。このような努力をして、常に内臓の働きを良くし、常に血液を良くし、常に血液循環を良くし、常に60兆個の細胞を健康に生かしています。私は、このような努力をすれば、生活習慣病を防ぐことができると信じています。
　私は、平成11年にハロゲンライトを使ってお腹を温める方法を見つけ、今はこの方法でお腹を温めています。15年間続けています。実際に胃腸の働きも良くなり、子どもの頃に弱かった胃腸も丈

実践編

夫になりました。毎朝１時間お腹を温めていれば、胃腸だけでなく、内臓の働きも良くすることができるようです。内臓の働きを良くする方法だから、生活習慣病を癒すのにも使えます。膵臓も、年を取って、一度働きが低下してしまうと、元の状態に回復させることができないのです。同じ食物を食べ、同じような生活をしていても、血糖値が高くなる、これは体質や遺伝も関係しているように思います。現状を維持する、これが精一杯です。膵臓の働きを強めて元のように戻す、これは無理なことです。血糖値が高くても、毎朝１時間お腹を温めていれば、ひどくならずにすみます。今は、血糖値が高いと、食事療法と運動療法に重点が置かれていますが、私は、まずお腹を温め、熱い血液をお腹の隅々まで流して、膵臓の働きを良くし、インスリンを出せるようにします。この方法に、食事療法と運動療法を加えていけば、さらに効果が期待できると思っています。ハロゲンライトから出る熱い光線でお腹を温める方法は、内臓の働きを良くする方法です。この方法ならば、生活習慣病を和らげてくれる楽しみが持てます。

　内臓の働きを良くする、この方法を取らなければ、生活習慣病を癒すことはできません。毎朝１時間ハロゲンライトから出る熱い光線でお腹を温めて、生活習慣病と闘うのが、一番良いのです。生活習慣病との闘い、これは一生続く終わりなき闘いです。悪くならないためには、毎朝１時間お腹を温めます。眠たいからできない、そんなことを言っていてはいけないのです。自分の健康は、自分で守るのです。毎朝起床時間の１時間前に、目覚まし時計をかけて起き、お腹を１時間温めるのが一番良いのです。生活習慣病、これは一生治せない病気です。多くの人が苦しんでいる病気です。内臓の働きを良くする方法がないと、生活習慣病は癒せません。内臓

の働きが弱まっていれば、薬が効果を発揮しません。毎朝1時間お腹を温めて、常に内臓の働きを良くします。内臓の働きを良くすれば、薬もよく効きます。生活習慣病で困ることもなくなります。完全に元のように治すことができなくても、病気の進行を止め、現状を維持することができると思います。私は、それでも良いと思っています。毎朝1時間お腹を温める努力をする、この方法が生活習慣病と上手に付き合う方法です。完全に生活習慣病を治せなくても、病気の進行を止め、現状を維持することができるだけでも良いのです。

　私は、この本に書かれている内容が、全て理解できなくても良いと思っています。理解して欲しいことは、お腹を温めれば、内臓の働きが良くなります。内臓の働きが良くなれば、熱い良い血液が作られ、免疫系の力が強まります。毎朝1時間お腹を温めれば、常に内臓の働きが良くなり、常に免疫系の力が強まるので、病気をしにくくなります。病気の怖さを知っている人ならば、毎朝1時間お腹を温められるようになれるでしょう。それができる、これが一番大切なことです。毎朝1時間お腹を温めていれば、生活習慣病も癒される効果が期待できるのです。

## 24　花粉症を癒す

　最近は、花粉症だけでなく、ダニアレルギーでも苦しんでいる人も多いのです。高熱は、ダニを殺します。簡単に顔を温めるだけで、ダニアレルギーを癒せます。私は、若い頃は、花粉症はなかったのです。他人が花粉症で苦しんでいても、自分自身の体には何の変化も起こらなかったのですが、65歳から、3月、4月の2ヶ月間ぐらい目の中や鼻の中がかゆくなり、涙や鼻水が出るようになり、花粉の影響を受けるようになりました。一度、3月に山に行きました。このとき、涙は出るし、鼻水は出るし、どうしても我慢できなくなったのです。医者に行き、目薬や飲み薬をもらいましたが、簡単に花粉症を治せるものではないのです。私は、毎朝1時間お腹を温めて、血液を良くしているので、ひどい花粉症の症状を避けられると思っていましたが、実際には避けられませんでした。私はハロゲンライトから出る熱い光線でお腹を温めるとき、同時に、P60の写真の「顔を温める器具」を使い、顔を温めます。花粉症の症状が悪いときは、1日に6時間ぐらいお腹と顔を同時に温め続けました。この方法で、お腹を40℃以上の高温に長時間保ち、内臓の働きを良くし、血液を良くしました。同時に、顔に光線を当て、目の粘膜、鼻の粘膜を40℃以上の高温に長時間保ちました。二日間続けたら、花粉症のひどい症状が和らいだように思います。顔に光線を直接当てても、光線の成分は、可視光線と赤外線なので、害はありません。

　今は、私は毎朝1時間お腹を温めるとき、同時に、顔も温めています。この方法を1年間続けて、3月に、昨年と同じ山に行ったのですが、ひどい花粉症の症状は出ませんでした。毎年3月には、

同じ山に行っていますが、毎日お腹と顔を温めているので、何の症状も起こりませんでした。ときには花粉症の症状がひどくなるときもあります。花粉症は、免疫系が無害な花粉の化学物質を敵と判断する以上は、防げない病気です。目が痛い、鼻水が出る、のどがかゆい、この程度ならば問題はないのです。目を開けていられないほど涙が出てくるとか、鼻水が出てきて、夜も眠れないほどのひどい症状が出たときは、私はすぐに起きて、お腹を温めると同時に、顔も温めます。2、3時間は続けます。ひどいときは、このまま続けて朝になるときもありますが、この方法で、花粉症の症状を和らげられます。この方法で、花粉症の症状がひどくなって、困ることはなくなります。

## 25　冷え、不眠症を癒す

　冷えが、病気の根本原因だと言われています。今は、冷えを解決する方法がないのです。私は、ハロゲンライトから出る熱い光線で徹底的に温めます。これを続ければ、内臓の働きが良くなり、熱い良い血液が作られ、その血液が全身の隅々まで循環するので、冷えに対処できると思っています。私は、寒くて眠れないときは、お腹を1時間温めます。その後に布団の中に入って眠ります。この方法を取ると、よく眠れます。体が冷えていると、トイレも近くなり、眠れないし、イライラします。このとき、即刻1時間お腹を温めると、トイレにも行かなくてすむし、体が温まって、よく眠れます。毎朝1時間お腹を温め、内臓の働きを良くする、この方法を取らなければ、湯たんぽを入れても、一時的なもので、冷えを癒す根本的な解決法にはなりません。お腹を温めて、内臓の働きを良くします。この方法が、冷えを癒す方法です。熱い良い血液を作るところは、内臓です。内臓の働きを良くするために、お腹を温めて、熱い血液を内臓の隅々まで流します。この方法で、内臓の働きが良くなり、冷えを和らげます。

　内臓の働きを強める、この方法が、冷えを癒す方法です。そのために、毎朝1時間お腹を温めます。お腹を温めた高熱が、お腹の中の血液を温め、その血液が全身の隅々まで力強く循環するので、足の先や手の先まで、温まってきます。お腹に与えた膨大な高熱が、60兆個の細胞の一つ一つにまで伝わっていることが分かります。お腹を温めれば、内臓の働きが良くなります。お腹を温めるのを止めても、自らの内臓の働きで、熱い良い血液が作られ、その血液が

全身の隅々まで力強く循環します。私は、毎朝1時間お腹を温めています。それでも手足が冷たいときは、即刻お腹を温めるようにします。そうすれば、冷えで困ることはなくなると考えます。冷えも困りますが、冷えには不眠がつきものです。体が冷たいと、血管が縮み、頭の血液が下がらないので、頭が働いていて、眠れません。眠れるときは、手足が温かくなります。このとき、全身を流れる血液が頭から下がるので、頭を流れる血液が少なくなり、眠気がきます。手足が温かくなれば、眠くなります。私は、お腹を温めて眠ります。この方が、よく眠れるし、疲れが取れます。お腹を温めないでいると、眠れないし、眠れないと、イライラしてきます。トイレへ行く回数も多くなります。お腹を温めて眠れば、全てがうまくいくので、私は短時間しか眠る時間がないときは、必ずお腹を温めて眠るようにしています。

　遅い時間に寝床に入っても、体が冷たくて眠れません。私はこのとき、ハロゲンライトから出る熱い光線でお腹を温めながら眠ります。お腹を温めると体が温まり、不思議と眠れます。1時間眠っただけでも、疲れが取れ、眠った手ごたえを感じ取れます。

　私は、夜中に起きていても、お腹を温めて、1、2時間眠れば、平気です。普通は、睡眠時間を少なくすると、血液中に不要物がたまり、免疫系の力を弱めます。それが、必ず病気を呼びます。ハロゲンライトから出る熱い光線でお腹を温めていれば、内臓の働きが良くなり、不要物も早く取り除かれる効果が期待できます。熱い良い血液が作られ、免疫系の力が強められるので、病気をしにくくなります。お腹を温めながら眠る、この方法はなかなか良いものです。よく眠れるし、疲れも早く取れます。眠れないことは、とても悲しいことです。私は、お腹を温めて眠ります。そうすれば、必ず眠れ

ます。1時間か、2時間しかないとき、それでも眠りたいときは、私は、目覚まし時計をかけて、お腹を温めて眠ります。この方法で、よく眠れるし、疲れが取れます。

## 26　妊娠中や産後にお腹を温める

　つい最近まで、妊婦が温泉に入ってはいけないと言われてきたのです。今は、妊婦でも温泉に入っても良いと言われています。子宮の血行が悪い、ここから、全ての女性特有の婦人病が起こる可能性があります。子宮が冷たいと、子宮内部の血行が悪くなります。私は、ハロゲンライトから出る熱い光線でお腹を温めていれば、子宮も温まり、温かい子宮内部を作れるのではないかと思っています。

　妊娠中に、風疹などのウイルス性の病気にかかることも心配です。毎朝１時間お腹を温めていれば、常に免疫系の力を強められるので、風疹などの病気の予防にも効果が期待できます。

　妊娠しているのに、お腹を温める、これは心配なことです。お腹の中の子は大丈夫だろうかと心配になるものです。妊娠中でも、お腹を温め、内臓の働きを良くします。そうすれば、自らの内臓の働きで、熱い良い血液が作られ、その血液が子宮の隅々まで力強く循環するので、子は健康に育つでしょう。妊娠していても、ハロゲンライトから出る熱い光線でお腹を温めることに効果が期待できると考えています。

　お腹の中に子がいるのに、お腹を温めるのは、大丈夫かと心配しますが、私は、血液は循環しているので、熱が子宮にまで届き、お腹の子に影響することはないと思っています。私は、日頃からお腹を温めているので、自信を持って行えます。子が誕生するまで、心配は尽きないものです。私は、お腹を温め、お腹の中の血行を良くすることが、妊婦に悪いことだとは思っていません。一度もお腹を温めたことがないのに、このときだけお腹を温めるのは怖いもので

す。日頃からお腹を温めて、安全性を自分の目で確かめていれば、お腹を温めることが怖くなくなるでしょう。自分の責任で行えば良いのです。私は、孫の誕生で2回経験しましたが、安産できるので、心配はないのです。このお腹を温める器具は、普通の状態を想定して、ハロゲンライトを載せる木箱の高さを決めているので、あまりお腹が大きくなると、使えなくなります。この時期からは、お腹を温めなくても良いのです。お腹を温めると、子宮も温まり、子宮内の血行も良くなります。内臓の働きが良くなり、熱い良い血液が作られ、子宮の隅々まで、熱い良い血液が力強く循環するので、子が健康に育つでしょう。

　母親も、毎日1時間ハロゲンライトから出る熱い光線でお腹を温めれば、常に内臓の働きが良くなり、食事がおいしく食べられ、良い母乳が出るでしょう。母乳を飲んでアレルギー症状が出る子も、母親が毎日ハロゲンライトから出る熱い光線でお腹を温めると、母親の内臓の働きが良くなり、良い母乳が出るため、母乳を飲んだ乳児に、アレルギー症状が出にくくなると考えられます。お腹を温めると、熱い良い血液が全身の隅々まで力強く循環します。全身に張り巡らされた全ての毛細血管を熱い良い血液が流れ、細胞の温度も上がり、細胞内の化学反応も、細胞内の物質代謝も活発になります。そのために、体の異変が消えていく可能性が高まります。妊婦がお腹を温める、これは決して悪いことではないのです。日頃からお腹を温めていれば、妊婦がお腹を温めることを心配しなくても良いのです。それぐらいの自信が持てなければ、行えない方法です。お腹を温めると、子宮が温まり、子宮内の血行が良くなることが期待できます。熱い良い血液が子宮の隅々まで循環するので、妊娠中に異常を起こすこともなく、お腹の中の子も健康に育つ可能性が期待で

きるのです。健康な子を産むために、母親が毎朝1時間お腹を温めます。この方法で、産後の肥立ちが悪くて困る問題も、解決できるはずです。私は、子の健康は、妊娠前、妊娠中、産後の健康法の延長上にあると思っています。私は、妊娠前から、毎朝1時間お腹を温めていれば、妊娠中に異常が起こることも防げると思っています。

## 27　乳児の湿疹を癒す

　私は、孫である乳児の顔にできた湿疹に、手を焼いたのです。ほほから口の周り、顔全体にできた湿疹をなかなか癒せませんでした。湿疹が体全体に広がり始めたのです。早く湿疹を癒さなければ、大変なことになりそうだと感じたのです。乳児の苦しみを見ておれないのです。湿疹が癒えなくて、湿疹に泣くのです。湿疹は学童期になれば、治っていくと言われていますが、私は、小腸の働きを良くしなければ、湿疹は学童期になっても続くと思っています。小腸の働きを良くし、未消化のタンパク質を吸収しないようにしないと、体内に異種タンパク質を取り込んでしまいます。タンパク質の分子は小さいので、小腸の働きを良くしないと、未消化の段階のタンパク質さえも吸収してしまいます。この吸収した未消化のタンパク質を、免疫系がウイルスのような外敵と認識して過剰な抗体を作るので、湿疹ができるそうです。湿疹を癒すには、小腸の働きを良くする、この方法が有効な対処法の一つとして考えられます。

　生まれて2カ月目の乳児に、顔に湿疹ができたからと言って、ハロゲンライトから出る熱い光線で乳児のお腹を温める、そんなことは怖くてできないのです。大人のお腹を温めることには自信があっても、乳児に対しては行ったことがないのです。大人の使っているハロゲンライトではだめです。乳児用のハロゲンライトを用意しなければならないし、そんな中で日が経ってしまい、湿疹が体全体に広がり始めたのです。何とかしなければ、そう考えていました。孫の母親が実家で過ごしたときは、母親には毎日1時間ハロゲンライトから出る熱い光線でお腹を温めるようにさせていたのです。

これは母親の健康のためですが、このときは、母乳を飲んでいた乳児に湿疹ができなかったのです。ところが、自宅へ帰ったとたんに、子育てで忙しくて、母親が自分のお腹を温められなくなり、母乳を飲んでいた乳児に湿疹ができ始めたのです。そこで、母親が一日に1時間、自分のお腹をハロゲンライトから出る熱い光線で温め、出てきた母乳を飲ませる、この方法で乳児の湿疹を癒せると思ったのです。行ったところ、翌日には湿疹のできてくる勢いがなくなりました。顔を見れば、湿疹が良くなったことがすぐに分かります。この方法も続けましたが、離乳食が始まると、再び湿疹ができてきます。乳児に湿疹ができるのは、乳児の小腸の働きが未熟で、食物中のタンパク質を完全にアミノ酸に変えられずに、未消化の段階のタンパク質を吸収するためです。体が吸収した未消化のタンパク質を免疫系がウイルスのような外敵と判断して、過剰な抗体を作るために、湿疹ができると考えています。

　湿疹を癒すには、乳児の小腸の働きを良くする以外にないのです。小腸の働きを良くして、未消化のタンパク質を吸収しないようにします。解決法は、乳児のお腹をハロゲンライトから出る熱い光線で温めるしか、残された道がなくなったのです。そこで、乳児のお腹を温めるのに、P85の75Wの固定式の「小型のハロゲンライト」を1個使い、おへその上を温めました。お腹とハロゲンライトとの距離は、15cmぐらいにします。必ず、一度自分の体で試して、これぐらいの熱さであれば、乳児に対しても大丈夫だという確信を持って、お腹とハロゲンライトとの距離を決めます。固定式の「小型のハロゲンライト」1個で、おへその上を温めます。お腹は、服の上に黒いタオルを載せ、この上から熱い光線を当てます。紙おむつをして、シャツや服を着ていても、その上に黒いタオルを載せ、

この上から熱い光線を当ててお腹を温めます。乳児の場合、お腹を最高の温度で温め、最高の治療効果を出すことは難しいので、お腹を温めて、お腹の中の血行を良くする、それでも良いと思っています。必ずそばについていて、危険のないように細心の注意を払います。時々、お腹を手で触り、大丈夫であるかを確認しながら、1時間慎重にお腹を温めます。お腹を温めると、体の内部から出てくる湿疹の勢いを鎮める効果が期待できます。湿疹を癒すために、小腸の働きを良くし、未消化のタンパク質を吸収しないようにします。ハロゲンライトから出る熱い光線でお腹を温めます。P85の固定式の揺らすことができる寝床で寝かせると、途中で目を覚ましても、そばについている、少しゆらす、ミルクを飲ませる、この方法で、子に安心感を与えて、眠らせることができます。お腹を温めると、子も異変を感じて、目を覚ましてしまいます。それをどう乗り切るかが、難しいのです。母乳を飲んでいる乳児は、母親が毎日1時間ハロゲンライトから出る熱い光線でお腹を温め、出てきた母乳を飲ませます。それでも湿疹を癒せなければ、乳児のお腹をハロゲンライトから出る熱い光線で温めます。乳児のお腹を温める、これはとても緊張しましたが、ハロゲンライトは、電球なので、安全に行えます。乳児に対しても、安心して使えます。乳児のお腹を温める、この方法は、母親の同意がなければできないことです。母親の同意を得ることは、難しいことです。自分で湿疹を癒した体験がなければ、親の同意も得られません。私は、それを乗り越えて、20回ほどお腹を温め、湿疹を癒せました。

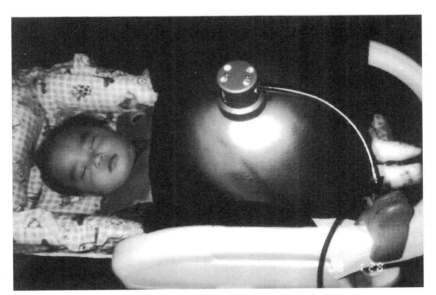

小型のハロゲンライトでお腹を温めている乳幼児

## あとがき

　お腹に与えた40℃以上の長時間の高温が、なぜ病気を癒すのか。健康とは、60兆個の細胞が健康に生きられることです。60兆個の細胞を健康に生かすことが、薬に頼らなくても、お腹に与えた40℃以上の長時間の高温ならば、できる可能性があるのです。お腹に与えた40℃以上の長時間の高温は、内臓の働きを良くし、血液を良くし、免疫系の力を強めることが期待できます。さらにその血液を全身の隅々まで力強く循環させられるので、最高に60兆個の細胞が健康に生きられるようになると考えます。そこまでできるので、日々の健康を維持できるのです。

　体も、強力な細菌やウイルスが体内に侵入して、爆発的に増殖し、免疫系の力で殺せなくなれば、高熱を出し、体温を上げて、一気に細菌やウイルスを殺す方法を取ります。高熱を出す、これは全身加温で体温を上げるので、体力を消耗します。人間は意図的に、高熱を出すことはできません。ところが、お腹だけを温める方法は、体温を上げません。体力も消耗しません。好きなときに好きな時間お腹を40℃以上の高温にでき、40℃以上の高熱を出したと同じ効果を作り出せます。この方法を使って、私は細菌やウイルスを弱めてきました。

　今までは、病気は薬を飲んで安静にして病気を治す方法を取ってきました。この方法は、平熱の中で病気を治す方法です。さらに、私はお腹を温め、お腹を40℃以上の高温に長時間保ち、高温の中で病気を癒す方法を取ります。高温の中で病気を癒す方法を取れば、色々な病気に対処できます。私自身、これからも病気は、薬を服用

して安静にして病気を治す方法に加えて、お腹を温め、お腹を40℃以上の高温に長時間保ち、高温の中で病気を癒す方法を取るつもりでいます。

　私は、現代医学が、薬だけで病気に対処しないで、ハロゲンライトから出る熱い光線でお腹を温める方法を取り入れれば、現代医学は、さらに効果的な治癒力が得られると信じています。

　私は、ハロゲンライトから出る熱い光線でお腹を温める方法を見つけてから、15年経ちます。毎朝お腹を温めながら、このお腹を温める方法のすばらしさを感じ取っています。私が世界に誇れるお腹の温め方です。1＋1＝2になるお腹の温め方です。1の力なのに、お腹の深部が2の力で温められます。凄い方法です。2個のハロゲンライトを使うと、お腹の深部に熱い塊があるのが感じられます。この熱い塊、これこそが、病気の住みにくい世界です。この世界をお腹の中に作り続けることで、健康が維持できます。

**参考資料 1（快適な温度でお腹を温められるようにする）**

　快適な温度でお腹を温めるのに、電圧を下げる器具を使います。電圧を下げる器具は、スピードコントローラーを使い、出力部分に 2 個の 500W のハロゲンライトをつなぎます。この方法で、電圧を下げ、出てくる熱を 70％にできるので、ハロゲンライトから出てくる光線が柔らかいのです。柔らかい光線が出てくるので、お腹が柔らかく温まります。しかっとする熱さがなくなります。私は、黒いバスマットを 2 枚重ねて、お腹の上に載せ、スピードコントローラーは、最高の HIGH（高）で、温めています。お腹が熱ければ、ダイヤルを LOW（低）の方に回して、快適な温度でお腹を温められるように調節します。スピードコントローラーは、手元で操作できるように、木箱の上に取り付けて使っています。

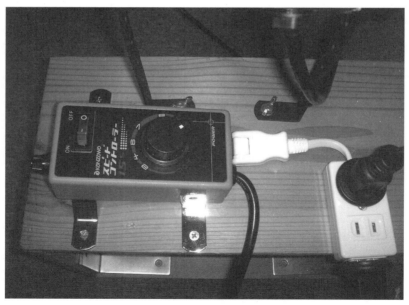

スピードコントローラーを木箱に取り付ける

**参考資料2（顔を温める器具）**

　この器具を胸の上に載せ、顔を温めます。私は、毎朝1時間お腹を温めるとき、同時にこの器具を使って、毎朝1時間顔を温めています。私は、この器具を手放せませんが、子どもの場合は、顔を温めて、視力を良くすることは難しいです。親の助けがないと、できません。お腹を温めているとき、同時に顔を温めると、冬、部屋が寒くても、暖房もせずにお腹を温められます。

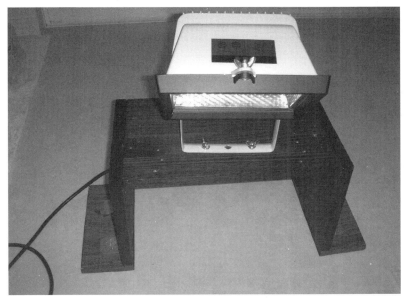

顔を温める器具（150W）

【著者紹介】
兼松　雅範（かねまつ　まさのり）
昭和17年生まれ、昭和40年から平成14年まで中学校教師
「ハロゲンライトでお腹を温める健康法」の創始者。
毎朝１時間ハロゲンライトから出る熱い光線でお腹を温めます。
これが私の提唱する健康法です。

## 代替療術　ハロゲンライトでお腹を温める健康法

2015年12月11日　第１刷発行

著　者 ── 兼松　雅範

発行者 ── 佐藤　聡

発行所 ── 株式会社　郁朋社

〒101-0061　東京都千代田区三崎町2-20-4
電　話　03（3234）8923（代表）
ＦＡＸ　03（3234）3948
振　替　00160-5-100328

印刷・製本 ── 株式会社　東京文久堂

落丁、乱丁本はお取り替え致します。

郁朋社ホームページアドレス　http://www.ikuhousha.com
この本に関するご意見・ご感想をメールでお寄せいただく際は、
comment@ikuhousha.com　までお願い致します。

©2015 MASANORI KANEMATSU　Printed in Japan　ISBN978-4-87302-616-9 C0047